得了子宫疾病怎么办

主　编

郭勤英

副主编

孟庆轩　韩　薇

编著者

张道云　梁　丹　刘雅丽　申莉瑛

刘　娟　林　菲　晓　炜　穆丽霞

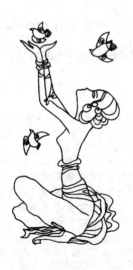

金盾出版社

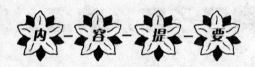

内·容·提·要

本书以问答形式,详细介绍了宫颈炎、宫颈糜烂、宫颈癌、宫颈息肉、子宫脱垂、子宫肌瘤、子宫内膜异位症、子宫内膜癌等常见子宫疾病的病因、临床表现及中西医防治方法。尤其是治疗这些疾病的偏方验方疗效好、取材方便、操作简单,很适合广大患者选用。本书也是基层医生不可缺少的参考书。

图书在版编目(CIP)数据

得了子宫疾病怎么办/郭勤英主编.—北京:金盾出版社,2008.5
ISBN 978-7-5082-5022-9

Ⅰ.得… Ⅱ.郭… Ⅲ.子宫疾病-诊疗-问答 Ⅳ.R711.74-44

中国版本图书馆 CIP 数据核字(2008)第 028055 号

金盾出版社出版、总发行

北京太平路 5 号(地铁万寿路站往南)
邮政编码:100036 电话:68214039 83219215
传真:68276683 网址:www.jdcbs.cn
封面印刷:北京蓝迪彩色印务有限公司
正文印刷:北京天宇星印刷厂
装订:北京天宇星印刷厂
各地新华书店经销
开本:850×1168 1/32 印张:7.5 字数:185 千字
2012 年 3 月第 1 版第 2 次印刷
印数:10 001~14 000 册 定价:16.00 元
(凡购买金盾出版社的图书,如有缺页、
倒页、脱页者,本社发行部负责调换)

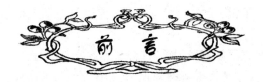

前　言

　　子宫,既是孕育胎儿的器官,又是特别的内分泌器官,它能分泌多种激素来维持女性生理功能的稳定。子宫和卵巢健康的女性,其女性特征就完美,功能就旺盛,并能推迟进入更年期。

　　在女性的一生中,子宫会遭遇许多"杀手"。据权威资料统计,30岁以上的妇女约20%患子宫肌瘤;还有20%的妇女患功能失调性子宫出血,而且部分患者仅靠药物治疗难以显效,最终可能要手术摘除子宫。目前,我国每年做子宫切除的妇女超过100万人,这绝不是耸人听闻;在全球,每年有1/4的30岁以下的女性患子宫疾病;至2003年,全球已有300万妇女死于宫颈癌。可见,子宫疾病已经成为当今世界女性健康的最大杀手。

　　由于子宫的健康影响着女人的一生,因此它需要细致关心与呵护,否则就会在不知不觉中患上子宫疾病。最常见的子宫疾病有:①与妊娠有关的,如流产、葡萄胎、宫外孕,在这个过程中,子宫会一次次遭受重创。②各种微生物感染导致的子宫炎症。近年来,随着性传播疾病的泛滥,使得这些炎症有增无减,如宫颈糜烂、宫颈炎、盆腔炎等。③内分泌失调导致的子宫病理变化,如功能失调性子宫出血、子宫肌瘤、子宫内膜癌、宫颈癌、卵巢肿瘤等。

　　近年来的妇科病普查结果表明,宫颈糜烂发病率最高,患病率占普查对象的30%~40%。而宫颈糜烂者宫颈癌的发病率比非糜烂者要高7~8倍。据报道,子宫的其他疾病也占到妇科病的1/2,即每两名妇科病人,就有一人患的是子宫疾病,在农村患子宫疾病的妇女更多。因此,有的妇科专家说,所谓妇女病就是子宫疾病。可见,保护女性的健康,首先要保护好子宫;关爱女性的健康,首先要关爱子宫。呵护子宫，就是保护健康的下一代和美好的生活。

女性要想很好地呵护子宫，必须熟悉子宫的特性，了解和掌握各种预防、治疗子宫疾病的知识。《得了子宫疾病怎么办》就是适应这一需要而编写的。本书以简练的文字，通俗的语言，详细介绍了各种子宫疾病的病理特点、临床表现，以及中西医防治方法。读者朋友只要认真阅读本书，就可以初步掌握宫颈炎、宫颈糜烂、宫颈癌、宫颈息肉、子宫脱垂、子宫肌瘤、子宫内膜异位症、子宫内膜癌等子宫疾病的识别和防治知识，从而为保护自己的健康奠定一定的基础。

作　者

目　录

一、宫颈炎

二、宫颈糜烂

三、宫 颈 癌

九、子宫肌瘤

十一、子宫内膜癌

一、宫 颈 炎

1. 什么是宫颈炎?

子宫颈炎,简称宫颈炎,是女性生殖器官炎症中最常见的一种,发病率高,约占已婚妇女的半数以上。

在女性生殖器官中,子宫颈上连子宫,下接阴道,处于承上启下的位置。从解剖结构上看,它属于子宫的一部分。子宫颈与子宫连在一起,就好像一个倒立的瓶子,所以有人将它喻为"瓶颈"。这个瓶颈起着重要的作用,它既是生殖生理和生殖内分泌功能的重要器官,又是预防阴道内病原体侵入子宫腔的重要屏障。

正常情况下,子宫颈腺体可以分泌黏稠的分泌物,所形成的黏液可抵御阴道内病原体侵入子宫腔。但当机体抵抗力下降时,或子宫颈受某种因素影响,使分泌物增加,宫颈外部长期浸在分泌物内,就极易受病原体的袭击。上述两种情况都易导致子宫颈"失守"而感染,从而形成宫颈炎。

宫颈炎症有急、慢性之分。

2. 急性宫颈炎有何特点?

急性宫颈炎可由致病菌直接感染宫颈引起,也可继发于子宫内膜或阴道的炎症,如滴虫性阴道炎、真菌性阴道炎,或者其他非特异性细菌感染。

病理改变主要表现在宫颈充血、水肿,颈管黏膜外翻,宫颈管内常有大量脓性分泌物外溢。病理切片见黏膜、间质有广泛的多形核白细胞及淋巴细胞浸润,炎症也可通过上皮累及腺体的管腔,引起上皮脱落,管腔扩张并充满大量脓性分泌物。

白带增多是急性宫颈炎的主要症状。白带的性质因病原体不同而异,如滴虫性为黄色稀薄脓性、泡沫样白带,并伴有外阴瘙痒。如病变累及尿道、膀胱或宫骶韧带,则出现膀胱刺激症状,临床表现有尿急、尿频、尿痛及腰骶部疼痛。

急性宫颈炎的阴道镜检查:宫颈呈急性充血状,黏膜潮红,布满网状血管或点状、螺旋状血管。如合并腺体感染,则宫颈表面散在分布多个黄色小泡状脓点,腺体开口被脓液充满。低倍镜下可见,在宫颈急性充血的背景下,布满小米样黄色泡状隆起。宫颈管内充满脓性栓子。

滴虫感染引起的急性宫颈炎,黏膜下有散在出血点,状如散在之玫瑰花瓣。真菌引起的急性宫颈炎,宫颈黏膜表面紧紧贴覆一层白色膜状物,强行撕去白色膜状物,易引起出血。

3. 急性宫颈炎的病因病理是什么?

(1)病因 急性宫颈炎过去少见,主要见于感染性流产、产褥期感染、宫颈损伤和阴道异物并发感染,病原体为葡萄球菌、链球菌、肠球菌等一般化脓性细菌。近年来随着性传播疾病的增加,急性宫颈炎已成为常见疾病。目前临床最常见的急性宫颈炎为黏液脓性宫颈炎,其特点是于宫颈管或宫颈管棉拭子标本上肉眼见到脓性或黏液脓性分泌物,用棉拭子擦拭宫颈管时,容易诱发宫颈管内出血。黏液脓性宫颈炎的病原体主要为淋病奈瑟菌及沙眼衣原体。但部分黏液脓性宫颈炎的病原体不清。沙眼衣原体及淋病奈瑟菌均感染宫颈管柱状上皮,沿黏膜面扩散引起浅层感染,病变以宫颈管明显。除宫颈管柱状上皮外,淋病奈瑟菌还常侵袭尿道移行上皮、尿道旁腺及前庭大腺。葡萄球菌、链球菌更易累及宫颈淋巴管,侵入宫颈间质深部。

(2)病理 肉眼见宫颈红肿,宫颈管黏膜充血、水肿,脓性分泌物可经宫颈外口流出。镜下见血管充血,宫颈黏膜及黏膜下组织、腺体周围大量中性粒细胞浸润,宫腔内可见脓性分泌物。

4. 急性宫颈炎的诊断要点是什么?

一是有引起急性宫颈炎的病因。

二是主要临床症状为白带增多呈脓性,阴部瘙痒、下腹痛、腰骶部痛及膀胱刺激症状等。

三是淋菌性宫颈炎时可有不同程度的发热及白细胞增多。

四是阴道检查可见宫颈充血、水肿,宫颈管内有大量脓性分泌物。

五是宫颈分泌物涂片或细菌培养可找到病原菌。

5. 急性宫颈炎的西医治疗方法有哪些?

(1)治疗原则

①局部或全身(严重者)应用磺胺类药物及抗生素控制感染。

②由于常与急性子宫内膜炎(产褥感染)、特殊性阴道炎并存,其治疗原则应先按主要疾病处理。

(2)治疗方法

①治疗主要病原体。对于单纯急性淋病奈瑟菌性宫颈炎主张大剂量、单次给药,常用的药物有第三代头孢菌素,如头孢曲松钠250毫克,单次肌注,或头孢克肟400毫克,单次口服;氨基糖苷类的大观霉素,单次肌注;喹诺酮类如环丙沙星500毫克,单次口服,或氧氟沙星400毫克,单次口服。2002年美国疾病控制中心建议对于亚洲来源的淋病奈瑟菌,因发现有耐喹诺酮的菌株,不推荐应用喹诺酮类抗生素。治疗衣原体药物有四环素类,如多西环素100毫克,每日2次,连服7日;红霉素类如阿奇霉素每日0.5克,单次顿服,或红霉素500毫克,每日4次,连服7日;喹诺酮类如氧氟沙星300毫克,每日2次,连服7日;左氧氟沙星500毫克,每日

1 次,连服 7 日。由于淋病奈瑟菌感染常伴有衣原体感染,因此若为淋菌性宫颈炎,治疗时除选用抗淋病奈瑟菌的药物外,同时应用抗衣原体感染药物。

②妇炎灵栓剂,1 粒放阴道内,每日 1 次。1～2 周即可痊愈。

③炎症明显,分泌物多,可用 1:5 000 呋喃西林液阴道灌洗后,局部喷药,如喷呋喃西林粉等。但灌洗时应注意无菌操作,以免交叉感染。

④注意外阴卫生,防止交叉感染。急性期禁止性生活,注意适当休息。

⑤有下腹疼痛、腰痛、尿频等,可采用抗生素治疗。

6. 急性宫颈炎的中医治疗方法有哪些?

中医治疗急性宫颈炎分内治法、外治法。

(1)内治法　是指辨证施治。将本病分为两型,即湿热型、热毒型。

①湿热型。治以清利湿热。方用止带方(《世补斋·不谢方》)加减。猪苓 12 克,茯苓 15 克,车前子(包)20 克,茵陈 10 克,黄柏 10 克,牛膝 10 克,山药 12 克,泽泻 10 克。水煎服,每日 1 剂。

②热毒型。治以清热解毒。方用五味消毒饮(《医宗金鉴》)加味。蒲公英 10 克,金银花 15 克,野菊花 10 克,紫花地丁 10 克,天葵子 10 克,白花蛇舌草 10 克,山药 10 克,败酱草 15 克。水煎服。若阴部瘙痒明显,可加白鲜皮 10 克,蛇床子 10 克,以燥湿止痒。

(2)外治法　有局部上药及熏洗坐浴等。

①局部上药。清洁散(《现代中西医妇科学》)。蒲公英 12 克,紫花地丁 12 克,蚤休 15 克,黄柏 15 克,黄连 10 克,黄芩 10 克,生甘草 10 克,冰片 0.4 克,儿茶 1 克。将上药研成细末,喷涂于患处,隔日 1 次,5 次为 1 个疗程。

②熏洗坐浴方。蛇床子散(《中医妇科学》1979 年版)。蛇床

子、川椒、明矾、苦参、百部各 10～15 克。将上药煎汤约 1 000 毫升,趁热熏洗,然后坐浴,每日 1～2 次,10 次为 1 个疗程。

③阴道灌洗方(《实用男女性病临床手册》)。蛇床子、黄柏、苦参、贯众各 20 克,川椒 10 克,生地榆 10 克。上药煎水冲洗或灌洗阴道深处,每日 2 次。

治疗期间禁止性生活;饮食宜清淡,不要进食辛辣、肥腻食品。

7. 慢性宫颈炎是如何发生的?

慢性宫颈炎多见于经产妇。少数患者为急性宫颈炎症未经治愈,转为慢性;而绝大部分患者并没有明显的发病过程,且患病后一些患者也没有不适症状,或仅表现为白带增多,在妇科检查时才发现患有慢性宫颈炎。

正常情况下,宫颈阴道部被复层鳞状上皮所覆盖,抵抗力较强;宫颈管黏膜为一层柱状上皮,对炎症的抵抗力弱。鳞状上皮与柱状上皮交界于宫颈外口。当分娩、流产或分娩损伤宫颈后,病原体可自柱状上皮覆盖处侵入宫颈组织。由于宫颈管黏膜皱襞多,病原体侵入后潜伏于其间,不易清除,迁延日久,导致宫颈的慢性炎症。

8. 慢性宫颈炎有哪几种表现?

在医院做妇科检查时,常可听到医生说,"你患了宫颈炎"。这里所说的宫颈炎多是指慢性宫颈炎,这是妇科的一种常见病、多发病,半数以上的已婚妇女都可能发生。慢性宫颈炎有五种临床表现形式:

(1)子宫颈糜烂 这是最常见的一种慢性宫颈炎。表现为宫颈外口处的宫颈阴道部分外观呈细颗粒状的红色区。

(2)子宫颈肥大 由于慢性炎症的长期刺激,子宫颈充血、水肿,腺体和间质增生,而使宫颈呈不同程度的肥大。

（3）子宫颈息肉　　在慢性炎症的长期刺激下，宫颈管黏膜局部增生，由于子宫具有排异作用，使增生的黏膜逐渐突出于宫颈口，形成息肉。

（4）子宫颈腺体囊肿　　又称纳博特囊肿，简称纳囊。这是一种突出于宫颈表面的青白色小囊泡。

（5）子宫颈内膜炎　　即宫颈管炎。炎症局限于宫颈管黏膜及其下的组织，临床见宫颈阴道部光滑，但宫颈口充血或有脓性分泌物堵塞。

9. 宫颈炎与宫颈癌有何关系？

宫颈炎是妇女的多发病，约有 20％ 或更多的妇女患有此病。宫颈炎与宫颈癌有一定的关系，但并不是必然的因果关系。

宫颈炎多为慢性，慢性宫颈炎多发生在已婚妇女，但未婚无性生活史者也可发生，其原因可能与自身雌性激素代谢异常有关。已婚妇女还受多种因素的影响，如分娩、流产、多次人工流产后，均可使宫颈黏膜受损，容易受到细菌或病毒感染；另外，产后、经期不注意卫生，以及平时不注意性生活卫生或性生活过于频繁等均可影响阴道的自洁作用，都是慢性宫颈炎的诱因。

长期存在慢性宫颈炎与宫颈癌的发病有关，因此积极治疗宫颈炎对预防宫颈癌有非常重要的意义。对早期宫颈癌可达到彻底治愈的目的。宫颈癌早期治疗的 5 年存活率，可达到 90％ 以上，在显微镜下发现的癌，治愈率可达到 100％。这说明宫颈癌如能早期发现，是可彻底治愈的，关键在于"早"。定期普查是早期发现宫颈癌的有力措施。

10. 慢性宫颈炎西医是如何治疗的？

因慢性宫颈炎以宫颈糜烂为最常见，故本病以局部治疗为主，使糜烂面柱状上皮坏死脱落后，表面为新生的鳞状上皮覆盖。

(1)**药物治疗** 适用于糜烂面积较小和炎症浸润较浅者。

①硝酸银腐蚀。以 10%～20% 的硝酸银涂于糜烂面及宫颈口,涂时穹隆部需以棉球保护,涂后即以蘸有生理盐水的棉签擦去多余的硝酸银,以免灼伤阴道黏膜。每周 1 次,2～4 次为 1 个疗程。

②铬酸腐蚀。用棉签蘸饱和的铬酸液涂于糜烂面上,并插入宫颈管约 0.5 厘米,1 分钟后取出。每于月经后涂 1 次,共 2 次。注意事项同前。

(2)**物理疗法** 适用于糜烂面积较大和炎症浸润较深的病例。疗效较好,一般治疗 1 次即可达到治愈。

①电熨疗法。通过电熨使炎症病灶凝固坏死,结痂脱落。一般于月经净后 3～7 天内进行。术时外阴、阴道、宫颈常规消毒后,将电熨头接触糜烂面,稍加压力,均匀电熨,将整个糜烂面熨平,范围略超过糜烂边缘。电熨后创面涂以 1% 龙胆紫溶液。

②冷冻疗法。用液氮冷冻器使病变组织冷冻坏死、脱落。术前准备同电熨术,探头型号以能完全覆盖糜烂面为准。术时将探头尖端插入宫颈管,探头与糜烂面紧贴,接通液氮制冷开关 1～3 分钟,待探头自然复温后即与宫颈分开,取出探头。

③激光疗法。采用激光使糜烂组织炭化结痂、脱落。多采用二氧化碳激光器,波长为 10.6 微米的红外光,输出功率为 20～80 瓦,一般用 40 瓦,光束、光斑为 3～5 毫米,术前准备同电熨术。将光管头对准糜烂面,距离 3～5 厘米,用平行光束进行照射,自下而上,由外向内,光界超出病灶 2 毫米,一般烧灼一遍,可达深度仅为 0.1～0.2 厘米,病变较深时,应多次反复烧灼。

以上物理疗法治疗后,阴道分泌物增多,应保持外阴清洁,每月定期复查 1 次,观察创面愈合情况。在创面尚未愈合前,应避免盆浴、性交及阴道冲洗。如有宫颈管狭窄,可用扩张器扩张,操作应轻柔,以免损伤新生上皮。如有阴道出血,应随时复诊上药。可取一块明胶海绵折叠成刚好覆盖宫颈面大小,洒上庆大霉素 4 万～8 万单位,再撒上一层云南白药,然后将其紧贴于宫颈,再塞上一消毒带线棉球。生殖器有急性炎症时应禁用。

（3）手术治疗

①宫颈糜烂如经上法治疗无效,或宫颈肥大,糜烂面深广,且颈管受累者可考虑行子宫颈锥形切除术,切除组织应做病理检查。

②宫颈息肉须行摘除,并送病理检查。

③宫颈裂伤及外翻,可考虑行宫颈修补术。

11. 慢性宫颈炎中医如何辨证施治？

（1）**脾气虚弱**　带下量多、色白、质黏稠、无臭气,或面色㿠白,精神倦怠,纳少便溏,舌质淡,苔白或腻,脉濡弱。此证乃因脾虚,运化失司,水湿不化,湿浊内生下注所致。

治则:健脾益气,除湿止带。

方用完带汤:白术、党参、白芍、苍术、车前子（包煎）各 9 克,山药 12 克,陈皮、柴胡、荆芥穗各 6 克,甘草 3 克。每日 1 剂,水煎服。纳差、便溏加茯苓、莲肉、薏苡仁各 12 克。

（2）**肾虚失固**　带下量多,绵绵而下,色白如鸡蛋清,或清冷如水,或伴腰脊酸楚,形寒畏冷,大便溏薄,舌质淡嫩,苔白,脉沉弱。此证多由于肾气不足,肾关不固,加之肾阳亦虚,寒湿内生,而见带下绵绵,清冷如水等诸证。

治则:补肾,固摄,止带。

方用金锁固精丸加味:沙苑蒺藜、芡实、续断、杜仲、鹿角霜、山药、白术、龙骨、牡蛎各 12 克,莲须 3 克。肾阳虚甚加制附片 6 克（先煎 30 分钟）。每日 1 剂,水煎服。

（3）**湿热下注**　带下量多,色黄质稠,或为赤带,或赤白相兼,有臭味,或伴小腹疼痛,小便短黄而频,舌红,苔黄腻,脉滑或滑数。此证乃因湿热之邪犯及阴中,或流注下焦,累及膀胱,而见黄带量多及小便黄而频短,湿热之邪伤及血络则见赤白带下。

治则:清热,利湿,止带。

方用止带方:猪苓、茯苓各 12 克,茵陈、栀子、黄柏、牡丹皮、赤芍、牛膝、泽泻、车前子(包煎)各 9 克。每日 1 剂,水煎服。大便干结加大黄 9 克;湿重者加薏苡仁 12 克。

12. 治疗慢性宫颈炎的中医传统方剂有哪些?

(1)三品锭子 三品锭子出于陈实功《外科正宗》,该方因药量不同,又分为上品、中品、下品三种锭子,由白砒 45 克,明矾 60 克,雄黄 7.2 克,没药 36 克经高温煅烧后制成片、栓剂型,古方用来治疗痔、瘰疬、疔疮、翻花、五漏等疾病,故又曰"三品一条枪"。用以治疗宫颈疾患可取得满意效果。全方具有活血化瘀、散血消肿、祛腐生肌、止痛等功用。

(2)龙胆泻肝散 龙胆泻肝散出于清·吴谦《医宗金鉴》,由车前子、木通、栀子、泽泻、柴胡、龙胆草、黄柏、黄芪、生地黄、当归、败酱草组成,古方用来治疗肝郁日久,化热化火之妇科诸疾。方中车前子、木通、栀子、泽泻可下行而止带;柴胡、龙胆草、黄柏可直清湿热之邪助黄芪祛腐生肌;败酱草清湿热解毒有祛瘀生新之功,全方可以达到清热解毒、祛湿止带、祛腐生肌之目的。从机体是统一整体的观点出发,将龙胆泻肝汤改为散剂并加减,直接阴道给药治疗宫颈糜烂,使药气直接作用于患处,达到治疗目的。

(3)完带汤(《傅青主女科》)加减 方药为人参(另煎)、苍术、陈皮、黑芥穗各 10 克,白术 12 克,山药、白芍各 15 克,车前子(包煎)10 克,柴胡 6 克。湿盛,带稠,头重,体肥,舌苔白腻者加半夏、白芥子(包煎);带多日久不止,舌苔不腻者加金樱子、海螵蛸、莲须、龙骨(先煎)、牡蛎(先煎)。

（4）止带汤（《世补斋·不谢方》）加减　方药为茯苓、猪苓、泽泻、赤芍、牡丹皮、茵陈、黄柏、栀子各 10 克，牛膝、车前子（包煎）各 12 克。

（5）加味逍遥散（《傅青主女科》）合四妙丸（《成方便读》）加减　方药为柴胡、栀子、茵陈、茯苓、陈皮、黄柏、苍术各 10 克，薏苡仁、怀牛膝各 15 克，甘草 5 克。少腹疼痛者加川楝子、延胡索；肝热侮脾、腹胀纳呆者加川朴、藿香、青皮；带夹血丝者，加地榆、槐花、茜草。

（6）五味消毒饮（《医宗金鉴》）合止带方（《世补斋·不谢方》）化裁　方药为金银花 15～30 克，野菊花、蒲公英、紫花地丁各 20～30 克，紫背天葵、牡丹皮各 10～15 克，黄柏、栀子、茯苓、猪苓、泽泻、车前子（包煎）、赤芍、茵陈、牛膝各 10 克。外阴灼热者加龙胆草、木通、六一散（包煎）；带下臭秽者加苦参、土茯苓、墓头回、鸡冠花；带下夹血者加生地黄、槐花、紫草、大蓟、小蓟、椿根皮；小腹胀痛者加川楝子、延胡索、徐长卿、败酱草、红藤。

（7）金锁固精丸（《医方集解》）加减　方药为沙苑蒺藜 10 克，莲须 6 克，龙骨（先煎）30 克，牡蛎（先煎）30 克。

13. 治疗慢性宫颈炎的中成药有哪些？

（1）双料喉风散　先以 2‰的苯扎溴铵溶液冲洗局部创面，再喷涂适量双料喉风散，每日 1 次，1 周为 1 个疗程。

（2）复方黄连素　将成药复方黄连素注射液在宫颈口 12、3、6、9 时处，每次选择一个注射点，以糜烂面与正常组织交界处为宜（切不可注射在糜烂面上），用复方黄连素 2 毫升注入浆膜下，使局部出现一个约 1 厘米×1 毫米的小丘，各注射点交替选用，每日 1 次，10 天为 1 个疗程。

（3）冰硼散　常规冲洗阴道，带尾棉球蘸上药粉，敷于糜烂面 6 小时后自行取出棉球,每周 3 次,7～10 次为 1 个疗程。

(4)妇炎灵　每日 1 次,每次 2 粒,阴道塞药,10 次为 1 个疗程。

(5)妇炎平胶囊　每次 4～6 丸,每日 2 次,温开水送服。

(6)止带丸　每次 3～6 克,每日 2～3 次,饭后温开水送服。

14. 治疗慢性宫颈炎的单方验方有哪些?

方 1:金银花、黄柏、甘草各等份,上药研末高压消毒,放入糜烂面,10 天为 1 个疗程。

方 2:黄芪 15 克,阿胶、白及各 10 克,猪瘦肉适量,蒸服。每日 1 剂。

方 3:白英全草、一枝黄花全草、白花蛇舌草全草各 30 克,贯众 15 克。水煎服,每日 1 剂。

方 4:五倍子粉 100 克,研细末,用温水调成糊状涂患处,每日 1 剂,每次适量。

方 5:侧柏叶 15 克,荷叶 6 克,艾叶 3 克,生地黄 15 克,椿白皮 12 克。水煎服,每日 1 剂。

方 6:生半夏粉。将生半夏洗净晒干,研粉过筛,装瓶备用。宫颈局部用药,用带尾棉球蘸半夏粉适量,紧贴患处,24 小时后自行取出棉球。每周 1～2 次,8 次为 1 个疗程。

方 7:锡类散。局部以 1‰的苯扎溴铵溶液消毒后,用喷粉器将锡类散 0.25 克均匀地喷撒于糜烂面,每日 1 次。

方 8:止带丸。琥珀、牛膝、乳香、没药、苍术、黄柏、当归各 90 克,薏苡仁、瞿麦、车前子各 150 克,黄芪、党参、白术各 120 克,柴胡、陈皮各 70 克,山药、海螵蛸各 180 克,肉桂 30 克,甘草 60 克。制成蜜丸,每次 6 克,以土茯苓 30 克煎汤送服,每日 3 次。

方 9:鹿角菟丝子丸。菟丝子 15～30 克,芡实、鹿角霜(先煎)各 15 克,莲须 6 克,白果 20 克,杜仲 10 克,龙骨(先煎)、牡蛎(先煎)各 30 克。咽干口燥、阴中灼热、阴虚火旺者,加知母、黄柏、贯众;宫颈出血者加艾炭、黑芥穗、血余炭。

方 10:复方鱼腥草素栓。此栓由鱼腥草素、冰片、椰油脂基质配制而成。每晚睡前阴道深处上药 1 粒,经期停用。

方 11:儿茶散。明矾、儿茶各 30 克,冰片 1 克。共研细末,香油调成糊。擦净宫颈糜烂面,将 2 克糊剂安放在带线棉球上,紧贴患处。24 小时后自行取出带线棉球。3～4 日 1 次,10 次为 1 个疗程。

方 12:藤黄糊剂。由藤黄粉加硼砂、冰片等制成。用时先用棉球拭净宫颈表面的分泌物,然后用棉签蘸糊剂涂于糜烂面,再用蘸有糊剂的棉球贴敷患处,每 1～7 天上药 1 次。若糜烂面呈灰色伪膜时应即停药,且不要剥去伪膜。有严重心脏病、急性传染病、急性盆腔炎者忌用。

方 13:玉红宫糜油。紫草根 9 克,黄柏、生大黄各 15 克,加入香油 150 克,浸泡半天,再倒入小锅中炸枯去渣,装瓶备用。用时,将消毒带线棉球在药油中浸泡,每晚睡前取药油棉球 1 个,塞入阴道深部宫颈处,翌晨将棉球拉出。

方 14:枯矾合剂。枯矾、白及、儿茶、五倍子各等份,冰片小于 10 倍量,白带多,秽臭者加黄连、黄柏、苦参;糜烂面较深者加蛤粉、煅石膏;宫颈充血明显伴阴道灼热者加青黛。上药共研细末,过筛后消毒。用消毒带线棉球蘸药粉贴于糜烂面,次日取出,隔日冲洗换药。

15. 宫颈炎的中医外治方法有哪些?

(1)局部上药

①墓头回 60 克,连翘 60 克,枯矾 30 克,共研成细粉备用。用

时将宫颈分泌物擦净,将约1克药粉放在消毒棉球上,送入阴道,紧贴宫颈,一般3天上药1次,3次为1个疗程。

②金银花、甘草各等量,将药物研成细粉备用。用时先清洁宫颈分泌物。用消毒棉团蘸药粉,塞入阴道,紧贴宫颈处,翌日取出,连用7次为1个疗程。

(2)熏洗法

①野菊花、紫花地丁、半枝莲、丝瓜络各30克,将几味药同煎,熏洗阴部,每日1次,7日为1个疗程。本方具有清热解毒,利湿止带的功效,可用于湿热型宫颈炎。

②蛇床子30克,苦参30克,枯矾15克,黄柏10克。水煎,先熏洗后坐浴阴部。适用于白带黏稠、色黄者。

(3)阴道冲洗法　取刘寄奴、蒲公英各60克,败酱草、山慈姑、黄柏、苦参、金银花各30克,白花蛇舌草100克,将上药加水煎取1000毫升,放入冲洗瓶内,药液温度降至20℃~30℃时,让患者取膀胱截石位,用扩阴器扩开阴道,冲洗宫颈,每日1次。本方具有清热解毒,利湿止带作用。

(4)西瓜霜治慢性宫颈炎　用干棉球擦净宫颈糜烂面及阴道内分泌物后,再用本品喷敷创面,2日1次,经期及经前后3日停用。治疗期间禁坐浴和性生活。共治84例,痊愈36例,好转12例,无效4例,总有效率95.3%[江苏中医,1996,17(9):16]。

16. 治疗慢性宫颈炎的敷贴疗法有哪些?

方1:苦参栓,每粒重1.2克,每晚1粒,塞入阴道深处。

方2:妇宁栓,每枚重1.6克。睡前冲洗阴道,将妇宁栓1枚送入阴道深部,而后用核桃大小的无菌棉球送入阴道口,以防药液外流。以上方法适用于白带黏稠、色黄者。

方3:枯矾3克,蛇床子6克,共研细末,用蜡调和成丸,如弹子大小。以消毒纱布包裹塞入阴道，每日 1 换，至愈。用于白带量多清稀，久治不愈者。

方 4：温肾止带，方用益智仁、白芷各 20 克，芡实、桑螵蛸、艾叶各 30 克，上药研末，醋调为糊，适量敷脐，胶布固定，连用 7 天。

方 5：醋炒白鸡冠花、茯苓、红花、荷叶炭、黄柏、虎杖各 3 克，陈壁土 30 克，白酒少量。先将陈壁土放入锅内炒成褐色，次将余 6 种药物碾成细末，再把药末放入炒过的壁土中同炒片刻，旋以白酒倒入烹之，待半干时取出，捏成药饼敷脐部，外加胶布固定。每日换药 1 次，5～7 天为 1 个疗程。

17. 怎样用针灸疗法治疗慢性宫颈炎？

（1）取穴　主穴取次髎。配穴按辨证分型取。湿毒型加带脉、行间，泻法。湿热型加带脉、阴陵泉，平补平泻。脾虚型加足三里、三阴交，灸气海，补法。肾虚型加肾俞、太溪，灸关元，补法。

（2）方法　次髎穴在腰骶部腰眼向内旁开一横指，用 5 寸长针速进针，进针后将针卧倒斜向骶尾次髎穴、使患者针感极度酸麻，由腰骶向前扩散，从肛门直达会阴部，方可收效。配穴常规操作，留针 1 小时，中间行针 3～5 次。每 10 分钟行针 1 次。隔日 1 次，10 次为 1 个疗程。

（3）机制　次髎穴位于腰骶部，刺灸之，一可调理局部气机，促进血液循环，活血化瘀，改善炎症状况；二可助膀胱气化功能，通利下焦湿热而止带。

18. 中西医结合治疗慢性宫颈炎的方法有哪些？

本病中西医结合治疗，多以物理疗法为主，辅以中药内服或是局部上药，亦可将中西药合用制成散剂局部上药。

方 1：对本病进行冷冻治疗后,以止带汤加减内服。药用党参、白术、苍术、薏苡仁、芡实、山茱萸各 10 克,黄芪、茯苓、车前子(包煎)各 15 克,升麻 6 克,金樱子 20 克。腹痛加艾叶、香附;腰痛加川续断、菟丝子;阴道分泌物腥臭色黄加黄柏、萆薢、败酱草。每日 1 剂,4～6 日为 1 个疗程。疗效明显。

　　方 2：冷冻术后以党参、补骨脂、丹参、狗脊、薏苡仁、女贞子各 20 克,黄芪 25 克,升麻、当归、巴戟天各 10 克,柴胡 8 克,甘草 5 克,续断、海螵蛸各 15 克,金樱子 12 克。每日 1 剂,水煎服,并加服补中益气丸。治疗 280 例,治愈 257 例,好转 23 例,疗效明显,且并发症轻,渗出期短。

　　方 3：对本病进行激光治疗后,患部敷上以生大黄、地榆、象皮粉、煅龙骨各 50 克,川黄连 20 克,炉甘石 30 克,儿茶 40 克,冰片 10 克制成的药粉,3～4 日换药 1 次,治疗 250 例,治愈 243 例,好转 7 例。

　　方 4：冷冻术后在患处涂敷敛疮生肌散 1 克,内含白及、铅丹、大黄、黄柏、蒲黄、苦参等,治疗 646 例,治愈 589 例,疗效明显。

　　方 5：以鹿角霜、黄柏、枯矾、苦参各 15 克,百部、白及各 10 克,三七 9 克,冰片、乳香各 6 克,氯霉素 7.5 克,强的松 150 毫克,甲硝唑 3 克共研细末,用时取适量敷宫颈患处,隔日 1 次,15 日为 1 个疗程。治疗本病 340 例,治愈 325 例,好转 15 例。

　　方 6：冷冻结合中药治疗慢性宫颈炎。党参、苍术、芡实、鹿角霜各 10 克,黄芪、茯苓、薏苡仁各 15 克,升麻 5 克,金樱子 30 克。每日 1 剂,水煎服。于冷冻后翌日开始服用,连服 3～5 日。

　　冷冻采用液氮,用冷冻探头直接接触宫颈,冷冻 3～5 分钟后,用 95% 乙醇棉球协助复温,待冷块融解,冷冻探头自然解冻脱落为止。共治 920 例,痊愈 850 例(92.4%),有效 58 例(6.3%),无效 12 例(1.3%)。

方7：激光加中药同治宫颈炎。治疗方法：①采用二氧化碳激光器,用光斑0.6厘米平行光束进行烧灼治疗,使糜烂面迅速炭化气化,范围超过糜烂面1.2厘米,烧灼深度按病变程度而定,颜色呈黑色焦痂为度。②中药油膏采用紫草、黄柏、白芷、乌梅、冰片按2：2：2：1：0.5比例入药配制。在激光治疗后将其药油膏涂于宫颈创面,以带尾棉球留24小时取出,每周上药1次,一般上药3～5次即愈。用本法治疗宫颈炎500例,均获痊愈[北京中医学院学报,1993,16(4):43]。

方8：激光加外敷药膏治疗宫颈糜烂。激光采用二氧化碳激光机,波长10.6厘米,输出功率10瓦,电源220伏,距离20～30厘米,烧灼深度1毫米,照射时间平均4分钟,照射宫颈后表面呈褐色或黑褐色痂膜。术后创面深用加味生肌红玉膏(白芷、朱砂各15克,当归、血竭、轻粉、珍珠各6克,红粉24克,青黛5克,甘草36克。以750克香油浸泡3天,慢熬微枯去渣加白蜡60克,熔化后再加血竭、冰片、青黛、红粉、朱砂、珍珠粉搅拌,消毒后密封装罐备用)。两法合用具有止血好,渗出期短,脱痂快,创面愈合迅速,对周围健康组织无热损伤,术后宫口光滑,无瘢痕、狭窄及粘连等优点。配中药加味红玉膏祛腐生肌,止血敛疮,消炎消肿,改善微循环,有明显加速愈合,缩短疗程,提高疗效之功效。本法治疗130例宫颈糜烂,均获痊愈[陕西中医,1993,14(6):251]。

19. 用于宫颈炎的食疗方有哪些?

方1：扁豆花9克,椿白皮12克,均用纱布包好后,加水200毫升,煎取150毫升,分次饮用。一般1周取效。

方2：新蚕砂(布包)30克,薏苡仁30克,放瓦锅内加水适量煎服,每日1次,连服5～7天。

方3：鹿茸6克,白果仁30,淮山药30克,猪膀胱1具。先将猪膀胱洗净,将诸药捣碎,装入猪膀胱内,扎紧膀胱口,文火(小火)炖至熟烂,入食盐少许调味,药、肉、汤同服食。

方4:杜仲(布包)30克,粳米30～60克,同煮为粥,去药渣,食粥。每日1剂,连食7～8剂。

方5:雄乌骨鸡1只,莲肉、白果、粳米各15克,胡椒30克。将乌骨鸡洗净,再将上药放入鸡腹内,放沙锅内煮熟烂后空腹食用。本方具健脾利湿止带的功效,适用于脾虚型宫颈炎。

方6:韭菜根50克,鸡蛋2个,白糖50克同煮汤食,连服数天。具有温补肾阳,固涩止带的功效,适用于肾阳虚型宫颈炎。

方7:刺苋根30～60克 冰糖适量。将刺苋根洗净切碎,放砂锅内煎取汁液,去渣,调入冰糖饮用。本方具有清热解毒,利湿止带的功效,适用于湿热型宫颈炎。

20. 治疗慢性宫颈炎的家用妙方有哪些?

方1:用20％的硝酸银涂于糜烂处,再用生理盐水棉棒拭净,每周1次,2～4次为1个疗程。可治轻度宫颈糜烂。

方2:每天可用1∶5 000高锰酸钾液清洗外阴。

方3:取蛇床子、黄柏、苦参、贯众各15克,加水煎汤,去渣,微温时冲洗阴道。

方4:取黄连、黄柏、黄芩各等份,研末,每次用6克,涂宫颈糜烂处,每日1次。

方5:取艾叶、鲜葱各500克,捣烂,炒热用袋子装上,置放外阴处,并在上面加热水袋热熨1～2小时。

21. 对慢性宫颈炎应如何进行防护?

一是保证休息,注意经期卫生和外阴清洁,防止炎症发生。注意产褥期卫生,避免感染。

二是慢性宫颈炎,尤其是宫颈糜烂在治疗前应先做宫颈刮片,排除早期宫颈癌。

三是治疗期间严忌房事。

四是采取避孕措施,尽量避免多次人流对宫颈的机械性损伤。同时妇科手术应找有经验的医生,操作要无菌、轻柔,防止医源性的感染、损伤。经期、产后应严禁性交,避免致病菌乘虚而入。

五是多吃水果蔬菜及清淡食物。治疗期间要忌食辛辣、油腻之品,以防湿热之邪缠绵难去,病情反复。

六是久治不愈者,必要时可接受手术治疗。

二、宫颈糜烂

1. 什么是宫颈糜烂?

　　宫颈糜烂是妇女最常见的一种疾病。多由急、慢性宫颈炎转变而来,已婚、体虚的妇女更为多见。其病因大多是由于性生活或分娩时损伤宫颈,使细菌侵入而得病。也有因为体质虚弱,经期细菌感染而造成。

　　正常子宫颈表面被一层鳞状上皮所覆盖,表面光滑,呈粉红色。宫颈深部组织由于感染发生慢性炎症,使表面上皮营养障碍而脱落,上皮的剥脱面逐渐被子宫颈管的柱状上皮所覆盖,而柱状上皮很薄,可以透见下方的血管及红色间质,所以表面发红,这就是宫颈糜烂。

　　(1)分型　一般分为3型。

　　①单纯型。糜烂多见于炎症初期,糜烂面被单层柱状上皮所覆盖,表皮比较平坦光滑。

　　②颗粒型。炎症继续存在,使子宫颈上皮过度增生,糜烂面凹凸不平,外观呈颗粒状,为颗粒型糜烂。

　　③乳突型。如果腺上皮及间质增生显著,凹凸不平现象更加明显,呈乳头状,即为乳突型糜烂。这三种类型可单独存在,也可交错共存。

　　(2)分度　可根据宫颈糜烂的面积分为3度。

　　①轻度。占全表面积1/3以内。

　　②中度。占全表面积1/3～2/3之间。

　　③重度。占全表面积2/3以上者。

白带增多是宫颈糜烂的主要症状,通常呈黏稠或脓性黏液,有时伴有腥臭味,有时带血或有性交出血,其次是外阴瘙痒或灼热不适,下腹部或腰骶部疼痛,每于性交、经期和排便时加重。也有自觉双下肢无力,口苦,恶心,小便发黄等。

宫颈糜烂是女性最常见的生殖器官炎症,多见于已婚妇女。我国医学工作者曾在湖北某市进行了流行病学调查,结果发现,在职已婚妇女宫颈糜烂的发病率高达 43.89%,其中轻度宫颈糜烂者占 70.12%,中度宫颈糜烂者占 27.86%,重度宫颈糜烂者占 2.02%。在分类上,单纯型占大多数,为 56.69%,乳突型和颗粒型共占 43.31%。农村妇女的发病率更高。宫颈糜烂虽是局部病变,但它直接影响女性的身心健康。宫颈糜烂不仅给患者带来痛苦,而且有导致不孕症及宫颈癌的危险(有资料显示,其宫颈癌发生率高于正常人 4.4 倍),糜烂面积越大,危险系数也就越大。因此,及时治愈宫颈糜烂,乃是亡羊补牢之举。

2. 宫颈糜烂的临床表现有哪些?

(1)白带增多 白带增多为宫颈糜烂的主要症状,有的甚至是惟一症状。由于病原体的不同,以及糜烂的范围及程度的差异,白带的性状也有所不同。如主要是柱状上皮增生引起的糜烂,炎症感染不明显,白带则主要为透明黏液;如宫颈糜烂伴有明显的炎症感染,白带则呈黄色脓性、黏稠状。糜烂面积较小或为病变累及较浅的单纯性糜烂,白带量可能较少;如果病变累及较深、面积较大的重度糜烂,则白带量较多,偶尔也可能带少量血丝或血液,个别患者有时也可能主诉有接触性出血。

(2)疼痛 宫颈糜烂出现疼痛症状者比较少见,当病原体累及范围较深时,炎症自宫颈处沿子宫骶韧带扩散,或沿阔韧带蔓延,可引起慢性宫旁结缔组织炎,出现腰骶部疼痛、盆腔下坠痛及痛经。如炎症波及主韧带,可出现性交痛,影响性生活。当妇科检查时如触及宫颈,患者即感腰骶部或髂窝部疼痛,此种疼痛多在月经、性交或妇科检查后加重。

(3)膀胱症状 宫颈的炎症可经淋巴途径播散或直接蔓延至膀胱周围结缔组织,甚至达膀胱三角区,从而刺激膀胱出现尿频、尿痛症状,有时也可继发尿路感染。

3. 哪些女性易患宫颈糜烂?

(1)流产、分娩后妇女 很多妇女因在流产、分娩及刮宫等妇科手术后,均可使宫颈黏膜受损,再经细菌或病毒感染而导致宫颈糜烂。所以,流产、分娩后妇女应及早预防,避免宫颈糜烂的形成及深度化、严重化。

(2)年轻未育妇女 宫颈糜烂多发于已婚女性,但是近年来年轻未育妇女患宫颈糜烂者也较多,为宫颈糜烂多发人群,多数为轻、中度。因宫颈糜烂初期症状具有耐受性,不易引起病人重视,失去早期治疗的机会;也有的患者虽去治疗,但用药和治疗方法不正确,导致宫颈糜烂反复发作,愈加严重。中、重度宫颈糜烂难以治愈,治疗方法选择不当还易造成宫颈管狭窄,影响日后生育。所以,年轻未育病人应及时、正确治疗宫颈糜烂,以免造成其他严重后果。

(3)性生活不卫生女性 过早性生活导致宫颈糜烂年轻化,过多不洁性生活更增加患宫颈糜烂的危险,应注意个人卫生和性伴侣卫生,提倡科学健康的性生活。

4. 导致宫颈糜烂的原因有哪些?

现代医学认为,宫颈糜烂的发病原因是由于月经量过多,经期延长,子宫颈的鳞状上皮浸渍在碱性分泌物及经血中,长期经受刺激形成炎症;或因先天性糜烂,雌激素水平下降,宫颈充血,颈管柱状上皮增生下移使宫颈成糜烂状。

祖国医学则认为,因七情过极,郁久化火,损伤肝脾,湿瘀互结,损害胞宫,阴部胞脉受损,外感邪毒使疏泄运化失常,气滞血瘀而成。具体讲,引起宫颈糜烂的原因主要有以下几点:

(1)机械性刺激

①性活动过早、性伴侣过多。现在的一些年轻人普遍存在着婚前性行为现象,过早的性生活、频繁更换性伴侣及性生活强度过大(每周 4 次以上),是造成宫颈糜烂不可忽视的原因。

②不洁性生活。由于婚前性行为大多处于隐秘状态,加之年轻人没有稳定的经济来源,无法创造稳定、洁净的性生活环境,因此患病的几率会大大增加。

③多次人工流产。由婚前性行为导致多次的人工流产、诊断性刮宫、宫颈扩张术等妇科手术,都可能导致宫颈损伤或炎症,最后引起宫颈糜烂的发生。

(2)清洁过度　目前市场上有很多女性清洁用品,如果选择不当,使用较高浓度的消毒药液冲洗阴道,不仅会影响阴道正常菌群的生长,使其抑制病菌的作用下降,还会造成不同程度的宫颈上皮损伤,最终出现糜烂。如使用强酸、强碱药物,或具有腐蚀性药物进行阴道冲洗,或阴道坐浴,损伤宫颈黏膜,使阴道酸碱度发生改变,破坏了"自净"作用,从而给宫颈病变提供了"温床"。

(3)其他　宫颈的损伤,加之细菌、病毒的感染。

5. 为什么说宫颈糜烂与性生活密切相关?

有关专家调查研究认为,宫颈糜烂与性生活密切相关。未婚女子由于处女膜的屏障作用,阴道内一般不会有外来物的侵入,所以很少有宫颈糜烂的发生。一旦结了婚,有了夫妻性生活,阴道相对处于一种"开放"状态,可遭到外来病菌的侵袭。当然,正常的、讲究卫生的性生活一般不会给女性带来什么危害。因为正常的精液中含有杀菌物质,对阴道可起到消毒作用;同时女性的阴道也有很强的自净自洁的生理功能,它有自然抵御外来病菌侵袭的能力。若是男女双方在每次性生活前,都能做到仔细清洗自己外生殖器及会阴部,注意清洁卫生,一般不会造成女性生殖器炎症。但是,如果性生活时不注意清洁卫生,病菌侵入阴道就有了可乘之机,加之由于妇女宫颈腺体构造复杂,子宫颈管内膜皱襞多,感染不易彻底清除,这都会增加女性患生殖器官炎症的可能性。

另据报道,本病发病率最高的年龄组为 20～30 岁,占51.71%,其次为 30～40 岁,占 44.20%。20～40 岁的女性,尽管雌激素水平较高,有一定的阴道自洁作用,但在这期间由于性生活频繁、细菌感染、机械性损伤的机会明显增加,滴虫性阴道炎、真菌性阴道炎、非特异性阴道炎发病率亦同步上升,给宫颈糜烂提供了"温床"。再者,多个性伙伴、经期性生活、性生活刺激强度过大等,也是导致宫颈糜烂不可忽视的因素。

6. 对宫颈糜烂认识的五大误区是什么?

宫颈糜烂是妇女的常见病、多发病,但目前社会上有些女性对宫颈糜烂尚缺乏正确的认识,所以在宫颈糜烂治疗上存在着许多的误区。

误区之一　认为宫颈糜烂不是什么大病,治与不治无所谓。

宫颈糜烂必须及时治疗,因为其危害多多。主要包括以下四方面:

①宫颈糜烂会引起不孕。宫颈黏液的质地及分泌量直接关系着精子是否能通过宫颈进入宫腔。正常情况,在雌激素的作用下,排卵期宫颈黏液中水分含量较多,质地稀薄,利于精子穿过。发生宫颈糜烂尤其是中度、重度宫颈糜烂时,宫颈分泌物会明显增多,质地黏稠,并含有大量白细胞,这对精子的活动会产生不利影响,同时可妨碍精子进入宫腔,从而影响受孕。

②宫颈糜烂导致并发症。患宫颈糜烂之后若不及时治疗或者只是使用一些低效的药物，使宫颈处的炎症久治不愈，则会造成其他器官炎症。例如，宫颈糜烂的病原体可以上行造成宫颈内膜炎；可以通过宫旁韧带、淋巴管蔓延引起慢性盆腔炎；当炎症波及膀胱三角区可引起泌尿系统的疾病而出现尿痛、尿频或排尿困难等刺激症状。

③可引发更深度的病变。由于在慢性炎症长期刺激下，可造成息肉、裂伤、外翻及囊肿等更深度病变。但若是患宫颈糜烂之后能够早发现、早治疗，上述隐患是可以避免的。最新上市的生物新药纳可佳是治疗宫颈糜烂的专科药，对于轻中度宫颈糜烂一般用药一个疗程即可治愈，对于病史较长或重度宫颈糜烂适当增加疗程也可以使宫颈糜烂完全治愈。

④宫颈糜烂能够发生癌变。许多患有宫颈糜烂的女性都很关心这个问题，这也是她们就医的主要原因。回答是肯定的。据我国著名妇科专家林巧稚等分析，有宫颈糜烂的妇女，宫颈癌发生率显著高于无宫颈糜烂者。据最新统计，有宫颈糜烂的妇女其宫颈癌的发病率比无宫颈糜烂者高 10 倍。在长期慢性炎症的刺激下，颈管增生而来的柱状上皮可发生非典型增生，如不及时治疗，其中一部分最终会发展为癌，不过这种发展转变过程比较缓慢。

误区之二　物理疗法治疗宫颈糜烂很简单。

经常会听到有的人说，"物理疗法治疗宫颈糜烂很简单，到医院用微波、电熨、激光或冷冻的方法治疗，每次只需几分钟或者十几分钟。对于轻度宫颈糜烂一般 1 次即可治愈，而对于重度宫颈糜烂 2～3 次也可治愈"。乍一听似乎很有道理，但仔细分析一下，我们就会发现，物理疗法的简单只是相对于操作过程来说，而对于病人来说，使用物理疗法治疗后却是一个漫长而难熬的过程。

物理疗法的治疗是通过采用各种方法破坏糜烂面的柱状上皮，使其坏死、脱落，便于新生的鳞状上皮长入，覆盖肉芽面，达到治愈目的。使用物理疗法治疗后,出现了一个新的创面,患者会有流血,阴道分泌物大量增加,排液伴有腥味等现象发生,夏天治疗还易造成组织感染。如果治疗的不够深或覆盖病灶面不够大,常常会造成病灶的残存;治疗过深还可能会破坏宫颈腺体及其分泌功能,影响子宫颈黏液的正常分泌,造成不孕。某些物理疗法治疗后,宫颈纤维结缔组织收缩,形成瘢痕,以及扁平细胞的生长,可能引起宫颈外口的缩小而闭锁,有碍经血的外流,从而引起腹痛等症状。物理疗法需要一个较长的创面愈合期,一般为2～3个月,术后1个月、2个月、3个月、6个月需复查,若6个月内病灶完全消失,可判为治愈。所以说物理疗法治疗宫颈糜烂并不简单。

误区之三　治疗时需用大量的阴道冲洗液冲洗阴道。

医学证实,任何一类阴道炎症无不例外的伴随着阴道黏膜的损伤,从而破坏了阴道所固有的自洁系统;另一方面,黏膜的损伤与自洁系统的破坏,使局部抵抗力下降,为寄生于阴道内有害菌的生长繁殖或外在病原体的入侵提供了大量的可乘之机,成为引起阴道炎的重要因素。多数女性在治疗宫颈糜烂的同时常常使用一些消毒、杀菌、止痒、消炎类的洗液来冲洗阴道,或者在治疗宫颈糜烂时就选择这类药物,以希望能够杀灭阴道内和宫颈部的致病菌,但事实上洗液冲洗阴道可能引起逆行感染,且经常用较高浓度的消毒药液冲洗阴道,也可造成不同程度的阴道和宫颈上皮损伤,而不利于宫颈糜烂的治疗。因此,无论在护理及治疗过程中,对自身抵抗力的恢复,对黏膜的修复,自洁系统恢复都是非常重要的。然而,患者在通过一般的消、杀类药物治疗达到临床治愈标准后,其损伤的阴道黏膜和宫颈局部的组织未能得到完全修复,自洁系统也未能彻底恢复。此时,如遇上护理不当,频繁或不洁性生活,交叉感染,便极易引起阴道炎症的复发。阴道炎症的多次反复发作又会导致宫颈糜烂的反复发生,这便是阴道炎和宫颈糜烂复发率极高的最重要原因。

基于这点,专家忠告女性:在治疗阴道炎和宫颈糜烂时要注意修复受损阴道黏膜组织和恢复自洁系统。在护理和治疗中,更应保护好阴道黏膜,维护好自洁系统。所以,在治疗宫颈糜烂过程中不宜使用大量的刺激性阴道冲洗液来冲洗阴道。

新上市的生物新药纳可佳是一种非特异性的免疫调节剂,它是通过调动宫颈局部的免疫功能来治疗宫颈糜烂的,用其治疗时,只需用温水冲洗阴道即可,因此不破坏阴道内的微生态平衡,治愈后不易复发。

误区之四 只有已育妇女才会患宫颈糜烂。

宫颈糜烂是最常见的女性生殖器官炎症,但并不是说女性生育之后才会患宫颈糜烂。女性有了性生活之后,阴道相对处于一种"开放"状态。如果性生活时不注意清洁卫生,病菌侵入阴道就有了可乘之机,会增加女性患生殖器官炎症的可能性。理化因素刺激,如使用高浓度的酸性或碱性溶液冲洗阴道,或阴道置入腐蚀性药品,均可破坏阴道、宫颈组织,可能引起子宫颈炎、阴道炎。众所周知,白带增多有时是生理变化引起的,如排卵期时的白带增多。如果未婚女性出现持续性白带增多,或伴有颜色、质地的改变,则应到妇科门诊就诊,以查明原因。若是诊断为宫颈糜烂就应该及时治疗,以免影响生育和正常的生活。纳可佳生物新药更适合未育妇女治疗宫颈糜烂,它不损伤正常组织,不影响愈后生活。

误区之五 自己也能把药物直接上在宫颈糜烂处。

这是一种不科学的用药观念。因为女性的宫颈位于人体的深部,宫颈管黏膜皱襞多,若不直接将药物涂抹于病变部位,而是使用其他的给药途径(如:栓剂、泡腾片等)则使药物很难到达病变部位。另外,宫颈糜烂后宫颈处的分泌物增多,再加上炎性物质的浸润,分泌物有时变得很黏稠,若未在医务人员的帮助下做创面清洁处理,除去分泌物,因分泌物阻隔使药物无法被充分吸收,从而影响药物的治疗效果。

所以,选择一种科学的给药方式对于宫颈糜烂的治疗也很重要。纳可佳治疗宫颈糜烂时是由医生先将患处分泌物处理干净,再用 2 毫升生理盐水将纳可佳溶解,用专用带尾棉球浸透药液置于患处反复贴附,使创面充分吸收药液后,将浸药棉球紧贴创面,在体内保留 24 小时病人可自行取出。这种给药方法可以使药物直接作用于病变部位,可使药液完全贴附病灶,从而保证纳可佳能够有效地治疗宫颈糜烂。

7. 宫颈糜烂患者应做哪些检查?

由于宫颈糜烂与早期子宫颈癌肉眼难以鉴别,如果知道自己患了宫颈糜烂,首先应做宫颈刮片检查。

以前用的是传统的巴氏抹片检查,是由医生或化验师在显微镜下进行观察分析,这种方法比较容易出现漏诊,漏诊率在 30％左右,往往需要几次刮片检查以防漏诊。

目前,各大医院普遍采用的是 TCT 检查,即电脑扫描抹片分析,它能将片子上的细胞一个不漏地分析一遍,其准确率比人工用肉眼看提高了十倍,但它的价格较传统的方法要贵几倍。宫颈刮片检查并不能作为诊断的依据,如果发现有非典型细胞应进一步做阴道镜和活组织检查以明确诊断。

8. 宫颈糜烂西医是如何治疗的?

宫颈糜烂的西医治疗方法很多,可以根据糜烂的程度适当选择。主要有以下几种:

(1)药物治疗　对于糜烂面小的、炎症浸润比较浅的可采用以下药物治疗方法:

①10％～20％硝酸银。局部上药,每周 1 次,2～4 次为 1 个疗程。

②高锰酸钾。月经后局部涂药,1～2 个月后重复用药 1 次。

在采用上述药物时，要小心操作，防止周围阴道壁的烧伤，而且要注意用药时消毒，预防重复感染。

（2）物理治疗　用于糜烂面积较大的、炎症浸润较深的宫颈糜烂。

①电熨。用特制的电熨器，将糜烂面组织烧灼后，使之坏死脱落，而且要达到一定深度，这样治疗效果好。

②冷冻疗法。用特制快速冷冻装置，使宫颈糜烂面病变组织冷冻、坏死、脱落。常用的冷冻剂是液氮，使冷冻器冷冻头的温度可降低到$-196℃$，放到宫颈的表面，使糜烂的组织冷冻坏死、脱落，再生长出新的上皮组织。1次即可治愈。一般无不良反应，少数病人有轻微的头昏、下腹疼痛等。

③激光治疗。多用二氧化碳激光治疗仪，用特制的激光治疗头照射宫颈糜烂组织，使糜烂组织炭化、结痂、脱落，再生长出新的鳞状上皮。一般1次即可治愈。术中无特殊不适，有少数病人脱痂时有出血。

④KS仪治疗。是采用特殊波段光热的治疗，无痛苦，效果好。在用以上方法治疗的过程中，应注意外阴清洁，禁止性生活、阴道灌洗及坐浴，还应定期复查，观察糜烂面愈合情况。

（3）手术治疗　对药物和物理治疗无效、宫颈糜烂较深或面积较大、宫颈肥大或疑有癌变者，可考虑做宫颈锥形切除或全子宫切除术。

9. 冷冻疗法有何优、缺点？

冷冻疗法治疗宫颈糜烂具有安全、简单、疗效好的优点。通过液氮的局部冷冻作用，使糜烂组织坏死脱落，新生的鳞状上皮重新覆盖宫颈阴道部。冷冻治疗不形成瘢痕，因此一般不会发生宫颈狭窄，对有生育要求的妇女较为适合。另外，冷冻可以使局部血管收缩而止血，因此治疗后患者很少出血。冷冻还能减低神经的敏感性,从而有麻醉和镇痛作用,治疗时患者无痛苦。不过,治疗后阴道排液较多,持续 2～3 周。冷冻时外周阻力降低,血管舒张,因此可产生一时性血压下降;超低温的刺激,还能引起自主神经功能紊乱,出现头昏、下腹胀痛等反应。因此,如果患者患有心血管疾病,治疗时要慎重。

10. 激光治疗宫颈糜烂有何优点? 术后应注意什么?

激光用于治疗宫颈糜烂具有简便、快速、疗效好、并发症少的特点。多采用二氧化碳激光器,通过对糜烂面发出光束照射,使糜烂组织炭化结痂,痂皮脱落后可长出新的鳞状上皮。激光治疗具有消炎、止痛、促进组织修复的作用,在治疗过程中由于激光刀不接触宫颈组织,对烧灼的深度容易掌握。治疗中有的患者可能有阴道烧灼感。治疗后 1～2 周阴道会排出黏液或血性分泌物。一般愈合时间为 1 个月左右。激光治疗宜在月经干净后进行,治疗后患者应注意保持外阴清洁,禁房事、禁游泳及盆浴 2 个月,并按要求定期复查。如果治疗后阴道出血超过月经量,要到医院进行检查。

孕妇、各种阴道炎患者、急性盆腔炎患者、月经过多过频的病人,以及患全身性疾病(如严重的心脏病、血液病、肝脏病等)的病人,均忌用激光治疗。

11. 治疗宫颈糜烂的中医验方有哪些?

(1)宫糜Ⅰ号治疗宫颈糜烂

处方:红粉、轻粉各 34%,血竭 13.6%,朱砂 10%,冰片 6.7%,麝香 1.7%。

用法:前 4 味共研极细末,再将冰片研细末和麝香共入上药末中和匀备用。用时以扩阴器暴露宫颈,以棉球蘸药粉扑于宫颈,每日 1 次,1 周为一个疗程。共治 103 例,2 例因出现变态反应放弃治疗,其余治疗 2～7 次,半年后复查结果为痊愈 78 例,显效 2 例,好转 17 例,无效 4 例[湖北中医杂志,1986,(5):36]。

(2)宫颈安治疗宫颈糜烂

处方:血竭、蚤休各 10 克,麝香、蛇胆、蟾酥、牛黄各 0.1 克等。

用法:上为比例量,研细粉,紫草膏为栓(油炸紫草)。上药前均用 1：1000 苯扎溴铵液擦净宫颈后,干棉球擦干,将本品稍加压碎,使药棉紧贴宫颈糜烂面,置一带尾丝棉球压迫 24 小时后,嘱病人自行取下棉球。5 次为 1 个疗程,疗程间隔 5～7 天。上药期间禁房事。共治 172 例,痊愈 134 例,好转 38 例[河北中医,1987,(4):30]。

(3)宫颈炎丸治疗宫颈糜烂

处方:乳香 9.9 克,雄黄 13.2 克,硼酸、麝香各 1.2 克,血竭 7.5 克,没药 9 克,冰片、硇砂各 1.5 克,红丹 46.5 克,蛇床子 4.2 克,儿茶 10.8 克,钟乳石 13.2 克,明矾 6.04 克。

用法:制成丸重 0.7～0.9 克。每 5 日宫颈深部上药 1 次,每次 1 丸,30 日为 1 个疗程。共治 153 例,治愈 115 例,有效 37 例,无效 1 例,总有效率 99.34%[四川中医,1987,4(11):38]。

(4)宫糜粉治疗宫颈糜烂

①轻糜粉。龟版粉 100 克,生蛤粉 150 克,樟丹 75 克(用于宫颈轻、中度糜烂)。

②重糜粉。樟丹 50 克,雄黄 30 克,乳香、没药各 1 克,冰片 9 克(用于重度宫颈糜烂)。

治疗时用带线棉球蘸药粉置患处,6 小时后取出棉球,每日或隔日 1 次,5～7 次为 1 个疗程。治疗 100 例,治愈 72 例,好转 23 例,无效 5 例[河北中医,1988,10(3):6]。

(5)治糜散治宫颈糜烂

Ⅰ号方:冰片 6 克,银朱 4 克,煅石膏 20 克,乳香、没药、硼砂各 10 克。

Ⅱ号方:硇砂 4 克,乳香、没药各 10 克,冰片 5 克。

Ⅲ号方:樟丹、冰片各 4 克,象皮、蛤粉、白及、炉甘石、血竭、紫草各 10 克。

以上 3 方分别碾碎过筛混匀装入大口瓶中,用紫外线照射 45 分钟,1 周后再照射 1 次。患者用药前做常规妇科检查消毒,将治糜散适量上于病变部位,隔日上药 1 次,炎症好转后 3 日上药 1 次,10 次为 1 个疗程。对Ⅰ度、Ⅱ度糜烂先用Ⅰ号散,至炎症好转再用Ⅲ号散,对Ⅲ度乳突型糜烂,外用Ⅰ号散,炎症好转后加Ⅱ号散,再用Ⅲ号散。治疗 200 例,痊愈 116 例(80%),好转 37 例(18.5%),无效 2 例(1%)[中西医结合杂志,1988,8(7):440]。

(6)珠黛粉治疗宫颈糜烂

Ⅰ号方:珍珠、血竭、象皮各 15 克,冰片 5 克,青黛、煅龙骨、煅石膏、黄柏各 30 克。适用于Ⅱ度宫颈糜烂。

Ⅱ号方:Ⅰ号方去珍珠。适用于Ⅰ度宫颈糜烂。

Ⅲ号方:Ⅰ号方加牛黄 1.5 克(或人工牛黄 10 克。适用于Ⅲ度宫颈糜烂)。

有接触性出血及宫颈肥大者,可加三七粉 10 克或云南白药 10 克。将上述药物焙干,分别研末,再过筛,消毒,装橡皮洗耳球内备用。月经干净后 3～4 日即可上药。隔日或隔 2 日 1 次,月经前 3～4 日停药。上药前用 1∶1 000 苯扎溴铵溶液冲洗阴道后再吹药至宫颈糜烂处。内服中药:脾肾两虚服完带汤加杜仲、菟丝子、山茱萸、海螵蛸各 15 克;湿热下注服金鸡冲剂 1 袋,每日 3 次;湿毒下注服止带方加蒲公英、败酱草各 30 克。共治 338 例,治愈 163 例,基本治愈 117 例,好转 45 例,无效 13 例,总有效率 96.15%[山西中医,1988,4(5):40]。

(7)锡类散治疗宫颈糜烂　于非月经及非妊娠期进行,局部以 1‰苯扎溴铵消毒后,用喷粉器将锡类散 0.25 克均匀喷撒于糜烂面,每日 1 次;或于月经干净后 3～5 天电灼糜烂面,彻底烧毁糜烂面,使表面形成凝固焦痂,但颈管内烧灼深度不可超过 1 毫米,电灼术后立即以锡类散 0.25 克喷涂于电灼创面,以后每日上药 1 次,有出血者可喷涂云南白药或以纱布压迫止血。共治 400 例,轻度 350 例,中度 35 例,重度 15 例;锡类散组轻度 170 例,用药 1～7 次痊愈 161 例,显效 5 例,无效 4 例;电灼组 230 例,全部治愈[辽宁中医杂志,1998,11(10):18]。

(8)玉红宫糜油治疗宫颈糜烂 紫草根 9 克,黄柏、生大黄各 15 克,香油 150 克。上药入油内浸泡半天,再倒入小锅中炸枯去渣,待药凉后装瓶备用;同时用消毒药棉做如荸荠大小之棉球 10 个,并以消毒棉线扎好,分别将棉球放入药油中浸泡后备用。用时每晚临睡时取药棉球 1 个,塞入阴道深部宫颈处,留长线在外,并用消毒药棉堵住阴道口,以月经带护之就寝,翌晨拉出棉球。共治 80 例,经 10～20 次治疗全部获愈[安徽中医学院学报,1989,8(1):33]。

(9)子宫丸 乳香、硇砂、儿茶各 10 克,蛇床子 4 克,硼砂 1.2 克,没药 9 克,钟乳石、雄黄各 12 克,血竭 7.5 克,冰片 1 克,樟丹 45 克,麝香 1.2 克,白矾 1000 克。上药共研细末,制成图钉形药丸,每丸重约 1.5 克。用时取 1 丸贴敷子宫颈糜烂处,并在阴道内塞入一带线棉球,24 小时后取出。一般每周上药 1～2 次,平均用药 4～9 次。月经前后停用,糜烂面易出血者忌用,治疗期间禁性生活。

(10)宫糜栓

1 号栓剂:雄黄 30 克,松香 60 克,龙骨 18 克,轻粉 15 克,硼砂 300 克,枯矾 45 克,冰片 2.4 克,黄柏 9 克,四季青、炼白蜜各适量。

2 号栓剂:轻粉 12 克,黄酒、煅石膏各 30 克,硼砂 300 克,枯矾 60 克,冰片 0.9 克,四季青、龙骨、炼白蜜各适量。

先将轻粉加黄酒飞研,再加煅石膏、龙骨、硼砂、枯矾、梅片共研细末,加炼白蜜、四季青制成图钉形栓剂,每丸约重 1.5 克。于月经净后 3 天开始治疗,先用干棉球拭净阴道分泌物,轻度单纯型糜烂应用 1 号栓剂,中度以上或颗粒状、乳突样增生者采用 2 号栓剂。上药时栓剂的钉部插入宫颈,圆形部紧贴糜烂面,然后塞以消毒带线棉球,24 小时后取出棉球。1 号栓剂每周上药 2 次,2 号每周上药 1 次,7 次为 1 个疗程。治疗期间禁性生活。

12. 治疗宫颈糜烂的中成药有哪些?

(1)冰硼散 本品 1 克,若合并滴虫感染加灭滴灵 2 片(400 毫克)混合研末备用,每日 1～2 次,常规消毒,将药粉均匀喷在宫颈糜烂面上,最后用带线棉球阻塞,以防药物外溢。24 小时后自行取出棉球,每日上药 1 次,10 次为 1 个疗程,连续 2 个疗程。或将药粉装入"0"号胶囊中,每晚睡前将胶囊药物 2 粒纳入阴道深部,每日 1 次,10 次为 1 个疗程,连续 2 个疗程。

(2)珠黄散 本品合锡类散等份混匀备用,先用苯扎溴铵(新洁尔灭)冲洗,后取本品适量涂于患处,2 天 1 次,轻者 2～4 次,重者 7～15 次均可获愈。

(3)白降丹 月经净后 3～7 天,以 4% 苏打水棉球拭去宫颈分泌物,用消毒纱布条或棉球塞入穹隆内使宫颈糜烂面与阴道壁分开,然后用棉签蘸生理盐水少许,再蘸上白降丹粉末涂抹于宫颈糜烂面上,用消毒纱布盖好,24 小时后取出纱布,下次月经干净后复查。若上药时不慎将药末洒于阴道壁上,应马上用干棉球清除,再用生理盐水冲洗,以免腐蚀阴道。

(4)美宝(湿润烧伤膏) 经净后 3～5 天,采用二氧化碳激光治疗,对准糜烂面自上而下均匀烧灼,至局部成黑痂状,将美宝均匀涂于上面,每日换药 1 次,连续换药 1 周后改为 3 天换药 1 次,连续换药至下次月经来潮。

（5）**云南白药** 取本品10克,用甘油适量调为软膏,涂于带线棉球上,局部常规消毒、冲洗后,将棉球塞入宫颈,并紧贴宫颈糜烂面上,线头垂于阴道口外,12小时后取出,3天上药1次,5次为1个疗程,连续2个疗程。

（6）**桂林西瓜霜** 暴露宫颈,擦净分泌物,取本品喷洒于糜烂面上,隔日1次,连续7～10次。

（7）**双料喉风散** 喷雾法:月经净后,消毒,棉球拭干宫颈黏液,术者持双料喉风散将药末喷至宫颈上。贴敷法:按常规将药喷至消毒带线大棉球上,药面朝宫颈,将棉球贴敷于宫颈上,线垂于阴道口外,24小时后自行取出棉球,亦可取足蹲位自行上药,隔日或每日上药1次,7次为1个疗程,连续2个疗程。

（8）**当归注射液** 取当归注射液、胎盘注射液、溶化开的糜蛋白酶注射液各1支混匀备用。暴露宫颈,新洁尔灭溶液清洁局部,抽取上述混合液5毫升,注射于宫颈糜烂处黏膜下层,使之成乳白色隆起,于月经干净后每5天注射1次,3次为1个疗程。同时选双侧子宫穴局部消毒后每穴各注入3～5毫升当归注射液,5日1次,3次为1个疗程。通常用2～3个疗程。

需要注意的是,无论采用哪一种中成药治疗,治疗期间应保持外阴清洁,避免性生活及盆浴,定期进行复查,每月1次,直至病愈。

13. 治疗宫颈糜烂的中医外治疗法有哪些?

（1）**塞药法**

消糜栓I号:蛇床子100克,黄连50克,儿茶50克,枯矾50克,血竭10克,冰片10克。制成蜜丸,每丸含生药10克。用于I度糜烂。

消糜栓II号:蛇床子100克,黄连50克,枯矾50克,血竭10克,硼砂10克,五倍子50克,冰片10克,依沙吖啶(雷佛奴尔)3

克。制成蜜丸或栓剂,每丸含生药 10 克。用于Ⅱ度糜烂。

消糜栓Ⅲ号:蛇床子 100 克,黄连 50 克,轻粉 20 克,蜈蚣 10 克,雄黄 20 克,樟丹 20 克,红升麻 20 克,麝香 1 克。蜜丸、水泛丸或栓剂,每丸含生药 10 克。用于Ⅲ度糜烂。

(2)喷药法

Ⅰ号:青黛 30 克,黄柏 30 克,蛇床子 30 克,冰片 2 克,樟脑 2 克,依沙吖啶(雷奴佛尔)1 克。制成散剂,用于Ⅰ度糜烂。

Ⅱ号:青黛 30 克,黄连 30 克,蛇床子 30 克,樟丹 15 克,枯矾 15 克,冰片 5 克,樟脑 5 克,依沙丫啶(雷佛奴尔)1 克。制成散剂,用于Ⅱ度糜烂。

Ⅲ号:青黛 30 克,黄连 30 克,蛇床子 30 克,樟丹 15 克,硼砂 10 克,雄黄 10 克,红升麻 10 克,冰片 3 克,樟脑 10 克。制成散剂,用于Ⅲ度糜烂。

(3)涂抹法　生肌膏治疗单纯型宫颈糜烂

处方:黄连 20 克,紫草 10 克,白鲜皮 15 克,当归 30 克。

用法:上药加香油 300 克,慢火熬至微枯,取过滤液,加儿茶、血竭、炮山甲粉各 10 克,炉甘石 30 克,调匀,再加黄蜡 40 克,微火化开,即成。取膏涂于患处,月经净后始用,隔 3 日 1 次,经期停用。治疗期间禁盆浴、房事。共治 97 例,治疗 1～5 次,均痊愈[中医外治杂志,1995,4(4):13]。

14. 什么是治疗宫颈糜烂的热熨疗法?

(1)热熨药方

①脱腐散。炙砒霜 10 克,明矾 9 克,樟丹、阿魏各 3 克,象皮 2 克,血竭 1 克。

②消炎膏。黄柏、苦参各 5 克,紫草 10 克,加苏子油 100 毫升(48 小时后武火炸枯去渣,加血竭 1 克,枯矾 3 克,高压消毒后加冰片 2 克,灭滴灵 12 克)。

③消炎散。黄柏、苦参各 5 克,紫草 10 克(共为末)。

(2)**热熨方法** 视糜烂面位置、大小、程度选择不同型号的熨头,或熨锉,或熨棒熨烙,并确定熨烙的面积及深度。间质型于术后下次月经净后 5 日内,用带线棉球蘸脱腐散 0.2 克紧塞术后宫颈口顶端,48 小时后取出,酌情用 2～3 次。术后 15 后每隔 5 日用带线棉球蘸消炎膏 1 克塞入阴道深处,翌日取出,连用 5 次。术后半年内每次月经净后,每晚如上法用消炎散 0.5 克,阴道内塞用,连用 10 日。熨烙 1 次,如上法用药,3 个月为 1 个疗程,疗程间隔 6 个月。共治 3 997 例,痊愈 3 906 例(97,73%),显效 67 例,有效 24 例[中国中西医结合杂志,1993,13(1):39]。

15. 治疗宫颈糜烂的中西医结合疗法有哪些?

(1)**中西药粉剂**

处方:鹿角霜、黄柏、枯矾、苦参各 15 克,百部、白及各 10 克,三七 9 克,冰片、乳香各 6 克,氯霉素 7.5 克,泼尼松 150 毫克,甲硝唑(灭滴灵)3 克。

用法:共研细末,经净后,将本品敷宫颈患处,隔日 1 次,15 日为 1 个疗程。共治 340 例,痊愈 325 例,好转 15 例[陕西中医,1995,16(2):53]。

(2)**冷冻结合中医治疗宫颈糜烂**

处方:止带汤加减。党参、白术、苍术、薏苡仁、芡实、山茱萸各 10 克,黄芪、茯苓、车前子各 14 克,升麻 6 克,金樱子 20 克。腹痛加艾叶、香附;腰痛加川续断、菟丝子;分泌物腥臭色黄加黄柏、萆薢、败酱草。

用法:经后 3～7 日,取截石位,用冷冻探头接触宫颈糜烂面,压力为$(0.02～0.03)×10^9$ 帕;局部结霜范围超过病变组织 1.5～2.0 毫米,冷冻 2～4 分钟,启动复温按钮使探头自然解冻脱落。术毕观察 15～20 分钟。术后用止带汤加减,每日 1 剂,水煎服,

4～6 日为 1 个疗程。共治 208 例,痊愈 159 例,好转 49 例(3 个月后二次冷冻或痊愈)[中国中西医结合杂志,1994,14(5):310]。

(3)冷冻加内服补肾益气活血汤治疗宫颈糜烂

处方:党参、补骨脂、丹参、狗脊、薏苡仁、女贞子各 20 克,炙黄芪 25 克,升麻、当归、巴戟天各 10 克,柴胡 8 克,甘草 5 克,续断、海螵蛸各 15 克,金樱子 12 克。

用法:液氮冷冻,温度－196℃,用冷冻枪的连接管接完全覆盖患处的探头置患处,使其组织快速降至－40℃～－50℃,从冷冻头表面结霜后计算,用 1.5～3 分钟。治疗 2～3 个冻融周期。术后 1 周开始服补肾益气活血汤,每日 1 剂,水煎服,加用补中益气丸;术后用百炎净或头孢氨苄口服,用 1∶5 000 高锰酸钾溶液洗会阴部。共治 280 例,治愈 257 例(91.79%),好转 23 例[上海中医药杂志,1995,(4):12]。

(4)激光及外敷药膏治疗宫颈糜烂

处方:加味生肌红玉膏:白芷、朱砂各 15 克,当归、血竭、轻粉、珍珠末各 6 克,黄柏、冰片、紫草各 9 克,红丹 24 克,青黛 5 克,甘草 36 克。

用法:宫颈周围用湿棉球保护,用中科院鹭岛公司产 LD-10B型二氧化碳激光机,波长 10.6 微米,输出功率 10 瓦,距离 20～30厘米,以宫颈外口为中心,由内向外做环形烧灼,深度 1 毫米,照射时间平均 4 分钟,照射后宫颈表面呈褐色或黑褐色痂膜,Ⅲ度糜烂者用盐水棉球擦掉痂膜重新治疗 1 次。术后用加味生肌红玉膏 5～6 克涂创面。术后 2 月内禁性交及盆浴。共治 130 例,治愈 123例,好转 7 例[陕西中医,1993,14(6):25]。

(5)二氧化碳激光烧灼辅以龙冰散治疗宫颈糜烂

处方:生地黄、地榆、象皮粉、煅龙骨各 50 克,川黄连 20 克,炉甘石 30 克,儿茶 40 克,冰片 10 克。

用法:共研极细末,过 120 目筛备用。除绝经妇女外,均于月经后 3～4 日治疗。用二氧化碳激光机(桂林康兴仪器厂生产),激光波长 10.6 微米,输出功率 30～50 瓦。激光束距宫颈 5～6 厘米,以宫颈外口为中心,自上而下,由内向外环形烧灼,将病变组织烧成焦痂,烧灼范围超出糜烂面 1 毫米,术毕患部撒敷龙冰散,3～4 日换药 1 次。每日清洗外阴,禁房事 2 个月。共治 250 例,治愈 243 例(97.2%),好转 7 例(2.8%)[新中医,1993,25(12):26]。

(6)冷冻加云南白药治疗宫颈糜烂 于月经净 2～7 天,取膀胱截石位,用 1‰ 苯扎溴铵消毒外阴,3% 醋酸液擦净宫颈,用液氮制冷 M(X)EL 02～1 型低温医疗器锥形冷冻头插入宫颈管内,用中到重度压力紧贴宫颈至冷冻边缘超出病灶 2～3 毫米,用 5 分钟;对 Ⅱ～Ⅲ 度糜烂并宫颈息肉,或合并非典型增生者,用 4-3-3 冷冻法(冷冻-融化-再冷冻各 4、3、3 分钟,即两冻一融)。冷冻完毕局部敷云南白药。禁盆浴、性生活 1～2 个月。共治 1 680 例,痊愈 1 500 例,好转 180 例,有效率 100%[实用医学杂志,1996,12(1):45)]。

16. 宫颈糜烂的家庭治疗措施有哪些?

(1)饮食宜清淡 多吃水果蔬菜及清淡食物,并要注意休息。

(2)注意各关键时期的卫生保健 因为很多女性非常容易感染此病,所以一定要注意卫生保健,尤其是经期、妊娠期及产后期。

(3)保持外阴清洁 保持外阴清洁是非常必要的,而且应定期去医院做检查,做到早发现、早治疗,同时避免不洁性交。

(4)必要时采用手术治疗 根据病情,必要时可采用手术方式进行治疗。

(5)中药简法

①五月霜 9 克,麦麸草 6 克,羊膻适量。煎汤服用,也可用于

滴虫性阴道炎。

　　②云南白药 10 克。用甘油调成软膏状,将软膏涂于带线棉球上,塞入阴道,紧贴宫颈糜烂处,12 小时后,牵线将棉球取出(上药前应先将阴道冲洗干净),3 天上药 1 次,5 次 1 个疗程,用药期间避免性生活。

17. 治疗宫颈糜烂过程中有哪些注意事项?

　　不论是上药、物理疗法还是手术治疗宫颈糜烂,治疗后都应保持外阴清洁,在创面未完全愈合前应禁止性生活、盆浴、游泳和阴道冲洗。

　　治疗后定期复查。治疗期间,如果发现分泌物有臭味,应及时就医,上药治疗者取出阴道内的棉球,以防感染。

　　物理治疗后,如有少量出血,属正常现象。若出血增多,超过月经量或出血时间过长,则应及时到医院就诊,查找原因,尽快止血。

　　电熨治疗后患者注意观察第一次月经,有无行经不畅或痛经,防止出现宫颈粘连。

18. 预防宫颈糜烂有哪五招?

　　近年来众多影视明星被癌症夺去了生命。宫颈疾病成为女性关注的焦点。如何预防宫颈糜烂呢? 主要应注意以下几点:

　　(1)讲究性生活卫生　适当控制性生活,坚决杜绝婚外性行为和避免经期性交。未婚女子由于处女膜的屏障作用,细菌很难侵入,所以很少发生宫颈糜烂现象。有了性生活后,阴道相对处于一种"开放"状态,就给了细菌可乘之机。正常的、讲究卫生的性生活是不会给女性带来任何危害的,因为正常的精液具有一定的杀菌、消毒作用,而且女性的阴道也有自洁作用。但是,如果性生活时不注意清洁卫生,病菌侵入阴道,就增加了女性患生殖器官炎症的可能性。

（2）采取有效地避孕措施 降低人工流产、引产的发生率，以减少人为的创伤和细菌感染的机会。婚后女子分娩或流产时可造成不同程度的宫颈裂伤。虽然有时裂伤很小，当时并没有引起任何症状，但却给病菌打开了入侵之门，以致日后引起宫颈发炎。由于炎症的刺激，局部分泌物增加，宫颈长期浸渍在炎性分泌物内就会引起糜烂。此外，婚后的一些手术或妇科疾病的诊断、治疗，如人流手术、诊断性刮宫、宫颈扩张术等，也可能导致宫颈损伤、发炎。

（3）治疗月经失调 凡月经周期过短、月经期持续较长者，应予积极治疗。

（4）及时治疗宫颈伤 防止分娩时器械损伤宫颈。产后发现宫颈裂伤应及时缝合。

（5）定期妇科检查 以便及时发现宫颈炎症，及时治疗。

三、宫颈癌

1. 什么是宫颈癌？

宫颈癌是指发生在子宫颈阴道部及宫颈管的恶性肿瘤。宫颈癌的转移，可向邻近组织和器官直接蔓延，向下至阴道穹隆及阴道壁，向上可侵犯子宫体，向两侧可侵犯盆腔组织，向前可侵犯膀胱，向后可侵犯直肠。此外，还可通过淋巴管转移至宫颈旁、髂内、髂外、腹股沟淋巴结，晚期甚至可转移到锁骨上及全身其他淋巴结。血行转移比较少见，常见的转移部位是肺、肝及骨。当宫颈癌的症状出现 3 个月后就诊者已有 2/3 为癌症晚期。

宫颈癌是常见的妇女癌症。根据统计显示，其发生率排为女性癌症第一位，各个年龄段的女性都有可能发生宫颈癌，但以 25～45 岁的妇女最为常见。其病死率的排序，则为女性癌症的第四位，故被形容为"第四杀手"。癌症为何偏爱子宫颈呢？从解剖结构来讲，子宫颈的内管很狭窄。一般来说，外界的细菌及病原体在正常情况下，并不容易经子宫颈进入子宫腔。但是，由于阴道与外界并无屏障，外界的病原或物质均可能到达子宫颈，尤其是性交时。这便是子宫颈细胞容易受刺激而变成癌细胞的主要原因。

从流行病学研究来讲，性经历的年龄越早、性伴侣越多，早产或者分娩次数越多者，越容易得宫颈癌，尤其是性伴侣较多者。只要性伴侣超过 4 个，宫颈癌的发生率至少提高 5～10 倍。

2. 宫颈癌的症状表现有哪些？

宫颈癌的临床表现很隐蔽。在宫颈癌的早期，有的患者会有阴道出血、性交后出血或白带增多的表现;但有的患者早期没有任何不适症状,有的只感觉白带稍多,这部分人大多因疼痛才来就诊,不过这时癌症已发展到了晚期。宫颈癌的常见症状如下:

(1)阴道出血　不规则阴道出血,尤其是接触性出血(即性生活后或妇科检查后出血)和绝经后阴道出血是宫颈癌患者的主要症状。菜花状宫颈癌出血现象较早,出血量较多。

(2)阴道分泌物增多　白色稀薄,水样、米泔样或血性,有腥臭味。当癌组织破溃感染时,分泌物可为脓性,伴恶臭。

(3)全身症状　晚期由于癌的浸润、转移,可出现相应部位乃至全身的症状,如尿频、尿急,肛门坠胀,大便秘结,下肢肿痛,坐骨神经痛,肾盂积水,肾功能衰竭,尿毒症等,最终致全身衰竭。

3. 宫颈癌是如何分期的? 发展过程如何?

(1)分期

零期:指癌细胞仍局限在子宫颈上皮区内。

一期:癌细胞只局限在子宫颈部位。而从第一期开始,癌症已经开始有了侵犯的现象。

二期:癌细胞侵犯到阴道的上 2/3 或是子宫旁的结缔组织。

三期:癌细胞侵犯到阴道的下 1/3,或已经侵犯到了骨盆腔。

四期:癌细胞已经突破生殖器官部分,或是已经超过了骨盆腔的范围而直接侵犯了直肠或膀胱,甚至发生了远程的转移。

(2)宫颈癌的发展过程　通过大量的研究已经明确,非典型增生是癌前病变。非典型增生、原位癌及浸润癌为一组有连贯性的病变;由早期表面病变非典型增生开始,病因继续存在时,将逐渐进展到浸润癌。经研究还证明,绝大多数宫颈癌是逐渐而不是突然发生的,癌前病变往往在一个相当长的时间内是可逆的,然后进入表面的"原位癌"阶段,此时期又可持续多年,在此期没有临床症状,可经宫颈及颈管的细胞学刮片检查发现,并经活体组织检查方法得出诊断。在癌前期阶段,异常的细胞不侵犯间质,更不发生转移,如果能在这时发现并给以积极治疗,治愈的机会是非常高的。但宫颈癌已变成浸润癌以后,则发展很快,如果不经合理治疗,病人可在 2~5 年内死亡。

4. 宫颈癌是如何扩散和转移的?

由于宫颈上皮层缺乏淋巴管及血管,基底膜是组织学屏障,能阻止癌细胞的浸润,故原位癌不发生转移,原位癌转变为浸润癌时,癌可扩散,主要转移途径为:

(1)直接蔓延 向阴道蔓延,宫颈外生性病灶常向下蔓延,首先浸润阴道穹隆,再向阴道中、下段扩展,宫颈管内的病灶则使颈管扩张、增粗、变硬,并向上蔓延累及宫腔,穿透宫壁,发生腹腔扩散。向宫旁组织蔓延侵犯双侧主韧带及骶韧带,整个盆腔可形成坚硬的病灶,呈"冰冻骨盆"。癌浸润宫旁亦可压迫一侧或双侧输尿管,导致输尿管阻塞。向膀胱、直肠侵犯时,可引起血尿、"里急后重"感等。

(2)淋巴道转移 宫颈癌向间质浸润可侵入淋巴管形成瘤栓,随淋巴液流达邻近淋巴结,在淋巴管内扩散。其转移途径:①宫颈癌灶基底淋巴管→宫旁淋巴结→闭孔区淋巴结→髂内、外区淋巴结→髂总区淋巴结→腹主动脉旁淋巴结→锁骨上窝淋巴结。②宫颈癌灶淋巴管→骶前区淋巴结→主动脉下淋巴结。

(3)血道转移 出现于晚期或细胞分化低的患者,可扩散到肺、肝、肾、骨、脑、皮肤等部位。

5. 宫颈癌癌前病变四大症状是什么?

(1)性交后出血 70%～80%的宫颈癌患者都有这一症状。

（2）宫颈糜烂　年轻女性宫颈糜烂经久不愈，或是更年期后仍有宫颈糜烂，应该引起重视。

（3）接触性出血　性生活及妇科内诊检查后子宫出血，都是宫颈癌前病变的征兆。

（4）白带混血　除上环引起子宫出血外，女性长期白带混血应及时检查。

80％的宫颈癌癌前病变能早期发现、早期治疗是可以治愈的，因此年过30岁的女性应定期检查。子宫颈表皮细胞转变成癌细胞，并不是一朝一夕的事。在大多数情况下，一个完全正常的子宫细胞癌变，需要数年至数十年的时间。在这漫长的转变过程中，子宫颈表皮细胞的形态会呈现很明显的阶段性变化，我们称为"癌前期"。在癌前期控制进展是非常重要的。因此，定期检查、随访就显得很必要。

6. 宫颈癌的发病因素有哪些？

（1）生育过早，过多，过密　这与宫颈癌的发生有重要关系。据统计，初次分娩年龄在20岁以下比25岁以上的发生宫颈癌者高7倍多。宫颈癌的发病随分娩次数增多而增加。因此，多次分娩所致的宫颈损伤及炎症等均是诱发宫颈癌的因素。

（2）过早开始性生活　过早结婚，结婚次数多，性生活紊乱，多个性伴侣，不洁性交等与宫颈癌发生有关。北京统计20岁前结婚发生宫颈癌者7倍于26岁以后结婚者，而未婚妇女发生宫颈癌者较少。据江西省调查：结婚两次的妇女比一次者患宫颈癌高1倍以上，结婚三次者发生宫颈癌者可达5倍以上。性生活紊乱，多个性伴侣及不洁性交也是发生宫颈癌的相关因素，因为性交时可由男性生殖器带入某些化学或微生物等方面的致癌因子。

（3）宫颈慢性炎症　如糜烂、息肉等长期不治，可能癌变。

临床证明子宫颈糜烂者比正常宫颈发生癌变者高 2～10 倍,而重度糜烂者宫颈癌发生的机会比轻度糜烂者多 9 倍。因此,应该重视治疗宫颈疾患。

(4)其他 如阴道滴虫病、吸烟(包括被动吸烟)与宫颈癌的发生也有关。

7. 哪些人是宫颈癌的高发者?

(1)人乳头瘤病毒(HPV)感染者 资料显示,99.6%宫颈癌因 HPV 感染引起。

(2)性伴侣多者 美国一项研究表明,性伴侣数≥10 个者在宫颈癌新发病例中占 36%,说明多个性伴侣与宫颈原位癌及宫颈癌均有明显的相关性。这是因为精子进入阴道后产生一种精子抗体,这种抗体一般在 4 个月左右方能完全消失。如果性伴侣多,性交过频,则会产生多种抗体(异性蛋白),所以更容易患宫颈癌。

(3)早婚、多育者 北京市宫颈癌防治协作组报告显示,20 岁以前结婚的患病率比 21～25 岁组高 3 倍,比 26 岁以后结婚者高 7 倍。同时宫颈癌的发生率随产次增加而递增,7 胎以上比 1～2 胎的妇女高 10 倍以上。

(4)年龄 20～50 岁者 20 岁以前的女性患宫颈癌几率较低,20～50 岁宫颈癌高发,50 岁以后发病率下降。总的来说,近年有年轻化趋势。北京友谊医院的一组报道,确诊宫颈癌 9 例中,年龄主要在 34～48 岁,其中 40 岁以下者占 33.3%,40～48 岁者占 66.7%。

(5)宫颈不典型增生者 特别是中度和重度患者,若不积极治疗,也可转化为宫颈癌。

(6)有家族史者 包括宫颈癌、子宫内膜癌、阴道癌或外阴癌等家族史。

（7）吸烟、吸毒者 女性吸二手烟患子宫颈癌风险可增 7 倍。研究发现，20 岁以上妇女，若每天暴露于他人抽 1 包或 1 包以上二手烟环境中持续 10 年以上，发生轻度、中度或中度以上的宫颈癌几率，是对照组的 3.3 倍及 6.1 倍；持续 20 年以上，风险更提高到 4.0～7.2 倍。专家建议女性，为了自己的健康，一定要勇敢拒绝二手烟。

（8）配偶为高危者 凡配偶有阴茎癌、前列腺癌或前妻曾患有宫颈癌的均为高危男子，与高危男子有性接触的妇女，易患宫颈癌。

（9）其他 正在接受免疫抑制剂治疗者。此外，口服避孕药、低收入者也是宫颈癌高发人群。

8. 如何做宫颈癌筛查？

从宫颈细胞发生变异到发展成为宫颈癌是一个相对漫长的过程，通常需要 10～15 年的时间。如果在病变早期就发现并治疗的话，治愈率几乎是 100％。为此，有性生活的妇女特别是高危人群应定期进行检查。妇科检查和宫颈涂片检查是常规的检查内容，若怀疑患有宫颈癌，应行阴道镜或宫颈活体组织检查。

子宫颈刮片细胞学检查，是发现宫颈癌前病变和早期宫颈癌的主要方法。20 世纪 90 年代又出现了新柏氏模式液基薄层细胞学技术（TCT），使宫颈癌尤其是癌前病变的诊断率显著提高。此外，还可做宫颈和宫颈管活体组织检查，阴道镜检查。据统计，如能在阴道镜检查的协助下取宫颈组织做活检，早期宫颈癌的诊断准确率可达到 98％左右。

妇科医生提醒，以下女性应定期进行人乳头瘤病毒筛查：

（1）早熟型女性 过早地开始性生活的女孩通常于生理上也表现为性器官的早熟，这样无形中增加了患病的几率。

（2）享受型女性　这类女性对性生活有着无休无止的美好追求，这样就更应该懂得保养和保护自己的私密部位不受疾病袭击。

（3）开放型女性　如果性伴侣超过 1 个，那就更应该知道自身所面临的危险，除了本人要每年做人乳头瘤病毒（HPV）筛查，还必须确认其所有性伴侣没有 HPV 感染的情况。

（4）忍让型女性　这类女性的伴侣还有其他性伴侣，这显然是件很棘手的事情。除非永远不过性生活，否则就要督促对方及时进行 HPV 筛查。

（5）自我型女性　比较自我的女人有时会难以改掉生活中的恶习，如吸烟、喝酒、夜生活等，这样将导致免疫力的下降，最终增加患病的几率。定期检查起码可以做到自我保护。

筛查注意事项：①不要在月经期间做筛查。②进行筛查前 24 小时内不要有性生活。③检查前 3 天内不要冲洗阴道或使用阴道内药物。

9. 对宫颈癌认识的误区有哪些？

（1）"宫颈癌无法预防"　妇女必须先感染一种名为人乳头瘤病毒（HPV）才可能患上宫颈癌。这种病毒主要通过性交传播，但是一种新型的疫苗可以有效预防感染。此外，必须与病毒经过长期的接触才可能患上宫颈癌。阴道抹片检查可以有效检查出 HPV，从而将病症扼杀在初始阶段。

（2）"我还很年轻，不必担心得上宫颈癌"　宫颈癌患者的平均年龄是 48 岁。尽管 20 多岁的妇女患上宫颈癌的情况比较少见，但绝对不是不可能。年轻妇女常常会感染 HPV，引发发育异常。

（3）"我没有性生活，不需要注射 HPV 疫苗"　HPV

可以通过性交传染,也可以通过接吻和触摸传染。2006年,美国食品与药物监督局批准了一种名为 Gardasil 的疫苗,可以防止4种 HPV。专家们认为,11岁以上的女孩都应当注射这种疫苗,这对预防宫颈癌起积极作用。

(4)"我已经注射了 HPV 疫苗,所以我在过性生活的时候就不需要避孕套了" 除 Gardasil 疫苗可以防止的4种HPV 外,还有其他 HPV 的变异病毒和多种性病需要避孕套的保护。

(5)"我不需要做阴道抹片检查" 妇女在21岁的时候,或者在第一次性生活3年以后,不管哪个时间在前,都应当接受阴道抹片检查,只不过接受检查的频率人与人不同。你应当咨询医生下一次检查是什么时候。即使接种了 HPV 疫苗,仍然需要做检查。因为疫苗只针对4种而不是所有的 HPV。

(6)"我年纪很大了,不再需要做抹片检查了" 宫颈癌在老年妇女中呈不断上升趋势,做抹片检查对早期发现宫颈癌很有意义。即使已经过了更年期,做过子宫切除手术或者超过65岁,仍需咨询医生是否需要抹片检查。因此,做了盆腔检查,仍应做抹片检查。

(7)"我做了盆腔检查,就不需做抹片检查" 阴道抹片检查是从子宫颈取样进行检测。而盆腔检查侧重的是子宫颈和妇女的其他性器官。这两者都很重要,互相不能取代。因此,做了盆腔检查,仍应做抹片检查。

(8)"抹片检查结果不正常,这说明我肯定得上癌症了" 你需要做更多的检查,如 HPV、组织切片检查和阴道镜检查才能确诊。抹片检查结果不正常仅仅表明你可能患上了发育异常。同样,抹片检查结果正常也并不表示你绝对不会患上宫颈癌。在显示为阴性的检查结果里大约有10%是错误的。如果你有出血或者疼痛症状,即使抹片检查呈阴性,仍然要尽快去看医生。

(9)"宫颈癌没有症状" 性交后出血,月经之间出血或者停经后出血都可能是宫颈癌的征兆。其他症状包括白带异常和盆腔疼痛。

(10)"如果我得了宫颈癌,我就要死了" 在宫颈癌初期就开始治疗,存活率高达92%。发现得越晚,存活的可能性就越小。所以,一定要按时做检查。

(11)"治疗完毕后,我在剩余的日子里一直要担惊受怕,担心复发" 如果要复发,一般都在治疗完毕2年之内。大多数病人都应当追踪检查5年,之后再复发的可能性就极小了。

(12)"治疗宫颈癌一定得切除子宫" 早先宫颈癌在治疗过程中常常需要切除子宫和子宫颈。但这并不是惟一的办法。放疗和化疗也可以用于晚期癌症和那些不能动手术的早期病例。另外,早期宫颈癌患者可以选择使用新的手术方案,只切除癌变部分和一小圈周围的健康组织。还有一种切除术只切除子宫颈而保留子宫。

(13)"接受宫颈癌治疗后,就不能再生育了" 如果切除了子宫或者经过放疗,就不能生孩子了。但是新一代手术方法仅切除子宫颈,而保留了子宫。此外,早期的小范围癌症在经过治疗后也可能让你保留生育能力。

(14)"切除子宫我就肯定没有月经了" 子宫切除术不会切除卵巢,而是否有月经是由卵巢决定的。宫颈癌很少会累及卵巢。但是经过化疗就有可能停经,因为放射线会影响到卵巢。

(15)"采用激素替代治疗会增加患宫颈癌的危险" 与乳腺癌和卵巢癌不同,宫颈癌与荷尔蒙疗法关系不大。用于治疗更年期症状的小剂量荷尔蒙不会增加患宫颈癌的风险。

10. 为什么说宫颈癌与缺乏维生素和微量元素有关系?

近年来研究发现,宫颈癌的发生与缺乏维生素、微量元素有一定关系。

(1)维生素 有人观察宫颈癌患者血中β-胡萝卜素低于对照组,β-胡萝卜素摄入量低为宫颈癌危险因素。另外,维生素C也与宫颈癌发病率有关。我国调查表明维生素C摄入量增加时,患宫颈癌的危险性降低。

(2)微量元素 现已发现,宫颈癌与微量元素铜、锌、硒有关。贵州肿瘤防治所研究发现,宫颈癌、乳腺癌患者的体内微量元素量明显异常,如现期和远期复发者血浆铜则显著高于非复发长存者和正常人。远期复发者血浆铜则显著高于非复发组。铜比值以远期复发者最高。现期组铜锌比值亦显著高于正常及非复发组。血浆铜与铜、锌比值可作为诊断宫颈癌与恶性肿瘤及预后的指标。有人调查宫颈癌患者患病与铜摄入量高有关,可能因铜有拮抗硒的作用,大剂量铜可在动物身上产生缺硒症状。

因此,日常饮食中应注意补充维生素,适当注意补充含锌、硒元素的食物。

11. 为什么说女性缺乏叶酸易患宫颈癌?

墨西哥卫生部门科研人员进行医学调查后发现,女性体内缺少足够的叶酸易患宫颈癌。

墨西哥医学专家近年对墨西哥湾塔毛利帕斯州女性患癌症的情况进行调查后发现,该州不同年龄段的妇女死于宫颈癌的人数逐年增多,造成这种状况的主要原因是,她们体内的叶酸含量明显不足。专家们指出,适量补充叶酸能有效预防和减少宫颈癌的发病率。科研人员同时指出,在玉米饼、豆角和其他许多粮食中都有叶酸。

　　根据墨西哥有关机构的材料显示，近年来，墨西哥妇女乳腺癌和宫颈癌的发病率呈上升趋势。为此，墨西哥卫生部建议育龄妇女除每年至少进行一次妇科检查之外，还应该有意识地服用叶酸制剂，这是目前惟一能预防和减少由妇女宫颈癌导致死亡的药物。墨西哥卫生部门正在通过推行免费分娩计划，建议孕妇长期服用叶酸制剂。

　　叶酸广泛存在于绿叶中，肝、肾、酵母中含量也多。叶酸制剂一般用于治疗孕期和营养性巨幼细胞性贫血。

12. 为什么说长期便秘者需小心宫颈癌？

　　便秘是现代人常见的肠胃疾病之一。一般来说，便秘的症状，轻微的是解便量减少、解便困难，严重时需要用灌肠、塞剂、泻药等药物介入方式解便，这些便秘的表征之本有很多，宫颈癌就在其中。

　　从医学的观点认为，一个人一周解便的次数不到三次即是便秘。若是便秘现象持续超过 3 周以上，则应该及早就诊，尤其当发现个人解便习惯改变，如经常便秘改变成经常腹泻，或时常腹泻转变成时常便秘时，即需就医查明便秘原因，千万不要置之不理，忽略身体发出的警讯。

　　专家建议，当便秘症状持续超过 3 周，最好就医检查。因大肠下段的直肠及乙状结肠都位于骨盆腔，当男性患前列腺癌、女性患子宫颈癌时，有 1/6 的患者可影响大肠蠕动，导致便秘。

　　日常摄取蔬菜或水果的纤维素和水分不足，缺少运动的生活方式或环境改变等，是常见的便秘原因，旅行、怀孕或饮食改变也会造成便秘，但一般容易忽略的是，便秘也可能代表身体发生了严重的问题，除前列腺癌及子宫颈癌，因肠肿瘤造成肠道狭窄，也常导致便秘。为了健康幸福，我们应该每天注意是否有任何解便习惯的变化,以便早发现、早治疗,防止并发症发生。

13. 为什么说女性过早发生性行为易患宫颈癌?

现代医学研究证明,青春少女(20 岁以下的女子)所患的宫颈癌,与性生活不洁有密切关系,并发现性生活年龄愈小、性伴侣愈多、性交愈频,其发病率也愈高。这是因为:

第一,少女的宫颈组织细胞尚未发育成熟,比较嫩弱,对外界致癌和促癌物质敏感,若性伴侣是一个癌细胞的携带者,就很容易通过性交将癌细胞种植在少女尚未成熟的宫颈组织上。

第二,精子进入阴道后产生一种精子抗体,此抗体一般要在 4 个月左右方能消失。若性伴侣愈多,性交过频,那么则会产生多种抗体(异性蛋白),在短时间内进入女子体内,从而干扰了产生精子的抗体反应,故而易罹患宫颈癌。

第三,近年研究发现,宫颈癌发病与疱疹 2 型病毒感染有关,如性伴侣是此病毒的携带者,则会通过性交感染而患宫颈癌。

第四,男性包皮垢中多种致病的细菌、病毒(尤其是致尖锐湿疣的人乳头瘤病毒)过早过多地反复刺激年轻女子的生殖道及子宫颈上皮,容易导致慢性宫颈炎,最终转化为宫颈癌。

有资料显示,20 岁以前结婚(发生性行为)的妇女,宫颈癌的发病率为 1.58%,21 岁以后结婚(发生性行为)的妇女,宫颈癌的发病率下降到 0.37%,两者相差 4 倍。有人早在 140 余年前就观察到,修道院的修女其宫颈癌的发病率大大低于已婚妇女。这从另一角度说明了宫颈癌与性生活的关系。

专家告诫说,过早发生性行为和性伴侣过多,是近年来女性宫颈癌的发病人群出现年轻化趋势的罪魁祸首。因此,为了健康和有效地防范性乱所致性病乃至宫颈癌,广大女性不要过早地发生性行为,更不能同多个性伴侣发生关系;婚后也应有节制地过性生活,并注意性卫生,坚决杜绝一切婚外性行为。

14. 为什么说多次人工流产者易患宫颈癌?

人工流产是避孕失败的补救措施,而不是节制生育的手段。但生活中不少育龄女性不采取避孕措施,认为自己年轻,即便怀孕做完人工流产,就可以完事大吉了。更有甚者,流产未满1个月就开始性行为。殊不知,反复人工流产很容易染上宫颈癌的主要致病因素——人乳头瘤病毒。

妇科专家指出,未婚的年轻女性,最好不要过早进行性生活,因为20岁以下女性最易感染人乳头瘤病毒,诱发宫颈癌。如果发现意外怀孕,应去正规医院做人工流产,以防病菌感染。

此外,还应注意尽量避免多次做人工流产。因为即使正规医院做人工流产手术,也是要给子宫造成一定创伤的,如果到一些不太正规的地方去做,可能造成的创伤更大。而一旦子宫出现创伤,就很容易造成感染,从而为病毒和病菌的侵袭提供机会,这就会大大增加了患宫颈癌的危险性。

可以说,多做一次人工流产,就多一次患宫颈癌的机会。因此,应该认真做好防范措施,尽量避免做人工流产手术。

15. 为什么说腰粗的女性易患宫颈癌?

女性朋友腰太粗,罹患宫颈癌的几率也大增。一项最新医学研究指出,英国妇女平均腰围34英寸,罹患宫颈癌的几率较31英寸的妇女增加1倍,所以为了健康,千万不要成为"大腹婆"。

研究人员指出,更年期及那些从未接受激素替代疗法(HRT)或服用避孕药的妇女,罹患癌症与腰围粗细的关联性更强。

负责这项调查研究的专家指出,这项大型研究清楚显示,肥胖增大了妇女罹患宫颈癌的风险,腹部有"游泳圈"对健康十分不利。

英国癌症研究机构医疗部专家指出,肥胖与癌症的关联性大家都很了解,这项研究更进一步指出,体重超重的妇女面临罹患宫癌的高风险,应特别值得注意。他提醒民众,防癌最佳之道就是维持健康体重,同时多吃低脂、高纤维的食物,蔬菜水果应大量食用,同时应坚持运动。

16. 为什么说性开放的妇女易患宫颈癌?

根据医学教科书的记载,宫颈癌癌前病变通常发生在 30~40 岁女性的身上,而早期宫颈癌的发病年龄则介于 40~44 岁,中晚期宫颈癌通常发生在 45~54 岁。

但是,从近年来收治的病人来看,很多 30 岁左右的妇女已经出现了早期甚至中晚期的宫颈癌,比教科书记录的资料提早了近 10 年。专家认为,之所以会出现这种现象,一是因为现代检查手段能更早地发现癌变,其二就是现在很多女性的性观念十分开放,婚前性行为、早育、多性伴侣现象时有发生。妇科专家从临床治疗中发现,宫颈癌的发生与性生活过早、过频、过乱,以及早育、多育、多次流产等有密切关系。

为此,专家提醒广大女性(特别是年轻女性),要珍惜自己的健康和生命,正确对待性生活。由于宫颈癌早期毫无症状,已婚妇女或未婚但有性行为的女性应该重视妇科检查,最好每半年进行一次,因为宫颈癌的早期发现,5 年治愈率可达到 100%,有的人甚至可以终身治愈。

17. 为什么说吸二手烟易患宫颈癌?

一项研究结果发现,在控制高危险性人乳头瘤病毒感染和其他危险因子后,抽烟妇女患中度或中度以上的子宫颈内上皮细胞癌的比率,比不抽烟妇女高 3.5 倍。

更令研究人员惊讶的是,20 岁以上妇女,若每天暴露于他人抽 1 包或 1 包以上二手烟环境中持续 10 年以上,发生轻度、中度或中度以上的子宫颈内上皮细胞癌几率,是对照组的 3.3 倍及 6.1 倍;持续 20 年以上,风险更提高到 4 倍及 7.2 倍。

抽烟不但让瘾君子暴露在肺癌的危险中,也让无辜吸入二手烟的妇女罹患宫颈癌癌前病变几率增加。一项最新研究报告指出,妇女长期暴露在二手烟环境中,发生宫颈癌癌前病变的风险最高达 7.2 倍。

这项针对 260 名罹患子宫颈癌前期、宫颈癌的妇女,和 507 名抹片检查正常的妇女作对照。研究发现,自己没有吸烟,但暴露在吸烟环境的妇女,患子宫颈癌前病变的几率是未暴露者的 2.73 倍;每天二手烟暴露支数超过 10 支,其危险性就提高 3.97 倍。

欧美妇女抽烟率约 28%,国内妇女吸烟率只有 3%～4%,但台湾 40 岁以上妇女的丈夫吸烟率高达 55%～62%。这项研究就是要找出二手烟和妇女子宫颈癌前病变的相关性。

专家表示,二手烟和子宫颈癌前病变的致病机制,主要是香烟释放的多环芳香族类(PAH)化合物,透过血液循环进入人体器官。研究发现,长期暴露二手烟环境的妇女,子宫颈测得的 PAH 浓度比没暴露在二手烟环境的妇女高。

子宫颈癌前病变如果不处理,有一半会出现变性或发生癌变。

专家建议,女性为了自己的健康,一定要勇敢拒绝二手烟;实在戒不了烟的瘾君子,如果非抽不可,最好到空气流通的户外吸烟,以免伤了自己还贻害他人。

18. 为什么说长期口服避孕药易诱发宫颈癌?

根据最新发表的一项有关宫颈癌发病原因的研究结果表明,女性使用口服避孕药容易诱发宫颈癌。宫颈是位于子宫底部的性腺器官。造成宫颈癌发生最常见的原因之一是人型疱疹病毒的感染。而人型疱疹病毒是一种可通过性接触传染的病毒,目前所有浸润型宫颈癌中都发现有这种病毒。在发达国家,宫颈癌通常可通过普通的医学检查查出。由于宫颈癌一般都能在其早期被检查出并得到比较及时的治疗,所以这种癌症的治愈率也比较高。尽管如此,宫颈癌目前仍是世界上许多国家癌症死亡的主要元凶之一。

目前,世界各国预防宫颈癌发生的主要研究集中在分析哪些因素会增加宫颈癌的发生机会。英国科学家对 1.25 万名妇女所做的 28 项临床研究结果进行了评估,以确定在使用口服避孕药和造成宫颈癌之间是否有着一定的联系。评估结果表明,与那些从不服用口服避孕药的妇女相比,那些使用口服避孕药不到 5 年的妇女患宫颈癌的机会为 10%,而口服避孕药已使用了 5 至 9 年的妇女的宫颈癌发生机会为 60%,如果口服避孕药的使用期延长至 10 年以上,宫颈癌的发生率则可高达 100%。

此外,研究人员还发现,患有人型疱疹病毒的妇女加上服用口服避孕药会使宫颈癌发生的机会增加 90%。因此,研究人员表示,那些喜欢使用口服避孕药的妇女在用药前应听取医生的建议,而那些已经长期使用口服避孕药的妇女则应该定期做宫颈癌的检查。

19. 为什么说丈夫也是宫颈癌的病源?

如果丈夫的包皮过长,那么妻子患宫颈癌的几率就会大大增加。这是"2006 年度免费宫颈疾病筛查公益活动专家恳谈会"上明确的。据国外的调查显示,80% 的宫颈癌患者的长期性伴侣是包皮过长或包茎的患者。

男性包皮过长,在进行性生活时,很容易把包皮垢及细菌带入妻子的阴道内,使妻子发生阴道炎、宫颈炎甚至宫颈癌。因为阴茎包皮中存有包皮垢,包皮垢中的胆固醇经细菌作用后转变成致癌物质,可刺激女性诱发宫颈癌,目前已有实验证明了这一点。即使没有包皮垢,包皮过长也是女性宫颈癌的一种慢性刺激性致癌因素。男性包皮过长容易在阴茎头部积存包皮垢,因此包皮过长应及早手术切除,并应注意性卫生,节制性生活。据了解,犹太男婴在出生不久即行"割礼",即男婴出生后切除包皮,所以犹太妇女宫颈癌的发生率极低。

对于男性,如何帮助妻子预防宫颈癌呢?

专家指出,阴茎包皮过长的男性一定要及早就诊,在医生的指导下进行治疗,切除过长包皮。另外,夫妻注意性卫生很重要,性交前注意清洗阴茎和女性会阴部;女性月经期、产褥期禁止性生活,可以避免宫颈、阴道感染。对于宫颈癌,早期发现、早期诊断、早期治疗非常必要。

20. 为什么说宫颈癌正逼近年轻女性?

宫颈癌过去一直被看做是中老年女性易患的肿瘤,发病年龄以 40～50 岁者居多。然而,近年来宫颈癌在全球范围内都出现日益年轻化趋势。据我国某大医院所提供的数据表明:该院宫颈癌患者住院病人中以 26～35 岁已婚女性年龄群的最多见,年龄最小的 15 岁。有些 30 岁左右的女性已经出现了早期,甚至中晚期宫颈癌,比 10 年前的发病年龄提早了近 10 年。

宫颈癌的致病原因较为复杂,从已有的流行病学调查材料看,宫颈癌的危险因素包括有早婚、早产(指过早生育)、多产、多个性伴侣、人乳头瘤病毒感染、性病史等。宫颈癌呈日益年轻化的主要原因是:

(1)与过早性行为有关 有的患者初次性交年龄在 15 岁以前,如果有多个性伴侣者,其患宫颈癌的危险性将增加 5～10 倍。

(2)与性传播疾病中的人乳头瘤病毒密切相关 病毒的感染可以是通过性交互相传染,也可以是通过接触被污染的物体传染。

(3)与宫颈炎等慢性炎症有关　当慢性宫颈炎、阴道炎等细菌感染不及时治疗或治疗不彻底,这类感染经常刺激宫颈就可能引起癌变。

21. 怎样早期发现宫颈癌?

　　宫颈癌的早发现、早诊断和早治疗十分重要,宫颈癌也是目前惟一可以做到早期发现的妇科疾病。一般说来,宫颈癌从早期的炎症发展到恶性的癌变需要 6～8 年的时间,如果能很好地把握住这段时间,采用现代医学手段是完全可以把癌前期病变检查出来的。发现愈早治愈率越高。有资料显示,宫颈癌最开始的一期状态,治愈率可以达到 80%～90%;二期时是 60%～70%;进入三期还能有 40%～50%,但发展到四期只有 10%了。所以有专家建议,30 岁以上女性,最好每年能做 1～2 次妇科检查。宫颈癌大多都是一个从"炎症"发展为"癌变"的过程。所以,当女性出现以下症状时,一定要加倍注意:

　　(1)接触性出血　表现为性交后或便秘用力后,阴道分泌物(白带)中混有滴状鲜血,有时呈条丝状,有时呈暗红色。年龄在 30 岁以上,已生育过而夫妻生活在一起的妇女,突然出现性交后阴道点状出血,应当作为宫颈癌的早期信号加以重视。

　　(2)阴道不规则出血　表现为两次月经期之间的非经期性少量阴道出血和绝经后的阴道出血。前者易被视为月经不调,后者易被看做是更年期表现。但这种不规则的阴道出血的确见于宫颈癌的早期,是病人的首发症状。

　　(3)阴道分泌物异常　大多表现为白带增多,并伴有颜色和气味的变化。白带增多症状一般晚于接触性出血出现,起初是正常色味,渐渐变为浆液性分泌物,晚期宫颈癌可有米泔样或水样白带。

22. 宫颈癌的诊断要点是什么？

（1）有阴道异常出血　早期无明显症状，或有接触性出血（性交、检查或大便后），绝经后阴道间断性出血、白带异常等。晚期症见不规则阴道流血，偶见大出血，白带增多。当肿瘤感染坏死时，白带呈米汤样伴恶臭；当肿瘤压迫或侵及周围组织时，可引起疼痛及压迫症状，多发生于下腹、腰骶或放射至下肢。若癌压迫侵犯膀胱，可引起血尿、尿频、排尿困难，以致膀胱阴道瘘；累及直肠可引起便血、腹泻、里急后重，甚至直肠阴道瘘。罹病日久，形神俱衰，导致恶病质。

（2）阴道脱落细胞检查　对宫颈癌早期诊断的阳性率可达 90% 左右。

（3）碘试验　不着色者为阳性，在该部位取活检。

（4）阴道镜检查　可协助定位，提高活检检出率。

（5）子宫颈活体组织检查　这是最可靠的检查方法。绝大多数患者经钳取活检，病理细胞学证实，可以确诊。

（6）妇科检查　用双合或三合诊检查阴道、子宫、附件、宫旁及盆腔的关系和浸润情况。此外，视患者情况及诊断需要，选择进行包括 X 线检查（如胸透、静脉肾盂造影）、内腔镜检查（包括膀胱镜、直肠镜），以及同位素肾图或骨扫描等。

（7）与其他病症鉴别　宫颈癌应与宫颈炎、子宫颈结核、宫颈息肉及黏膜下肌瘤、子宫颈乳头状瘤等相鉴别。宫颈活检是可行的鉴别方法。

23. 宫颈癌的西医疗法有哪些？

（1）早期宫颈癌的治疗　主要是手术治疗，中晚期宜采取放射治疗或放射与手术相结合的综合治疗。也可配合用化学药物治疗。

①手术治疗。外科手术对于没有转移或扩散的子宫癌是首选治疗。早期子宫内膜癌的首选治疗是全子宫切除,包括子宫、宫颈、卵巢和输卵管切除。广泛的外科手术足以治愈早期子宫癌和最大可能地阻止复发。如果癌已经扩散超出子宫,手术后应补充放疗,以消灭残留的癌细胞。癌还未扩散且病灶大的病人也可先放疗。凡身体情况良好,无严重脏器疾患;盆腔无炎症疾患,或伴有诊断不明的肿块;黏液腺癌对放射治疗不敏感者均为手术适应证。

②放射治疗。对于放疗的效果及应用方式等仍存有争议。但一般认为,对Ⅰ期Ⅰ级,无肌层侵犯,单纯手术即可。对于Ⅰ期低分化癌(Ⅱ、Ⅲ级),肌层侵犯>1/2,有淋巴结转移者及Ⅱ期内膜癌,目前多采用术前腔内镭疗后再行全子宫加双侧附件切除及术后辅助体外照射。治疗Ⅰ期内膜癌还须依据病理分化、肿瘤浸润肌层深度、淋巴结转移情况和腹腔脱落细胞是否阳性,从而考虑综合放射治疗为宜,以提高治愈率。

③抗癌化学药物治疗。目前,放射治疗和手术治疗仍为宫颈癌的首选疗法,疗效肯定。抗癌化学药物治疗缓解率低,且不能单独使用而达到治愈目的。但是宫颈癌晚期病人,癌已发生转移,或重要器官已广泛累及时,手术治疗及放射治疗则难以奏效。此时,从全身发挥治疗作用的意义上看,化学药物治疗就具有放射治疗和手术治疗所不能比拟的优点。此外,化学药物治疗还可与手术或放疗联合使用,可达到扩大手术适应证,防止转移,促进放射治疗的敏感性,提高疗效的作用。

另外,单纯放疗或化疗结合多用于年老患者,有手术禁忌证者及少数晚期病变伴多器官受累者或不能切除的肿瘤所致出血的姑息治疗。

(2)晚期癌及复发癌的治疗　Ⅲ、Ⅳ期癌多不通过手术彻底切除,目前一般采用放射治疗(腔内镭疗加体外照射)及化疗。子宫内膜癌最常见的复发部位是盆腔、阴道穹隆部。若为盆腔复发者,子宫切除术后未行放疗的病人,此时应首先放疗,即包括全盆腔体外照射和阴道内置镭或铯治疗。

(3)宫颈癌的激素和化学治疗 如前所述,孕激素能使异常增生的子宫内膜转变为分泌期或萎缩性子宫内膜,从而可导致子宫内膜腺瘤样增生或腺瘤的萎缩、逆转。约 1/3 的晚期或复发子宫内膜癌患者对孕激素制剂有效,尤其对肺转移者效果最好,约 35% 患者有显著反应。但对盆腔内复发或持续存在的病灶效果不佳。

孕激素治疗的最大优点是不良反应小,特别是无一般化疗药物抑制骨髓的严重不良反应,且应用方便,不需住院治疗,但偶有注射部位疼痛、发红者,少数患者有轻度水肿、血压升高、痤疮及易发疖肿等,但均能耐受,故患者乐于接受。肝功能障碍患者忌用。

孕激素治疗和其他细胞毒性抗癌药化疗一样视为姑息性而不是根治性的。目前最常用的孕激素制剂有 17- 羟基孕酮或己酸孕酮和醋酸甲地孕酮。最近报道,雌激素拮抗剂对原发肿瘤为雌激素受体阳性的复发病变有效,或当孕激素治疗失败,应用此药有效。

目前已知,中西医结合治疗效果最佳,中医中药治癌对于减轻癌症病人的症状和痛苦,提高生存质量,延长生命,降低癌症的病死率,都有其重要的意义。

24. 中医如何辨证治疗宫颈癌?

(1)肝郁气滞型

症见:胸胁胀满,心烦易怒,善叹息,少腹胀痛,口苦咽干,白带微黄或夹血性,阴道流血夹有瘀块。舌质暗红,苔薄白或微黄,脉弦。

治法：疏肝理气，解毒散结。

方药：逍遥散加味。当归 10 克，柴胡 10 克，青皮、陈皮各 6 克，郁金 10 克，白芍 10 克，茯苓 15 克，白术 10 克，川楝子 10 克，蚤休 30 克，半枝莲 30 克，败酱草 30 克，白花蛇舌草 30 克。水煎服，每日 1 剂。

（2）湿热瘀毒型

症见：带下赤白，或如米泔，或黄水，或如脓似血，气味臭。少腹胀痛，纳呆脘闷，便秘溲黄，阴道流血、量多、色暗、有瘀块。舌质暗红，苔黄腻，脉弦数。

治法：清热利湿，化瘀解毒。

方药：四妙丸加味。黄柏 10 克，生薏苡仁 30 克，苍术 10 克，牛膝 10 克，土茯苓 30 克，败酱草 30 克，蒲公英 30 克，半枝莲 30 克，莪术 15 克，蚤休 30 克，猪苓 15 克，八月札 30 克。水煎服，每日 1 剂。

（3）肝肾阴虚型

症见：眩晕耳鸣，腰膝酸痛，手足心热，口苦咽干，心烦失眠，便秘尿赤，阴道不规则流血，量多色红，白带色黄夹血。舌质红，苔少，脉弦细。

治法：滋补肝肾，解毒散结。

方药：六味地黄丸加味。山茱萸 10 克，山药 10 克，牡丹皮 10 克，泽泻 10 克，熟地黄 10 克，茯苓 15 克，女贞子 15 克，大蓟、小蓟各 30 克，旱莲草 30 克，半枝莲 30 克，知母 10 克，草河车 10 克。水煎服，每日 1 剂。

（4）脾肾阳虚型

症见：神疲乏力，腰膝酸冷，小腹坠胀，纳少便溏，白带清稀而多，阴道流血量多如崩，或淋漓不净，色淡。舌质淡胖，苔白润，脉细弱。

治法：健脾温肾，补中益气。

方药:参苓白术散加减。黄芪 30 克,党参 15 克,白术 10 克,茯苓 10 克,山药 10 克,桑寄生 15 克,补骨脂 10 克,吴茱萸 10 克,升麻 10 克,熟附子(先煎)6 克,生龙骨、生牡蛎(打碎先煎)各 30 克。水煎服,每日 1 剂。若阴道出血过多者,加阿胶(烊服)15 克,仙鹤草 30 克,三七末(冲服)3 克。腹痛不止者,加延胡索 12 克,白芍 15 克,甘草 5 克。腰痛者,加桑寄生 15 克,续断 10 克,狗脊 25 克。白带增多者,加白莲须 10 克,芡实 30 克。气虚者,加党参 25 克,黄芪 30 克等。

25. 治疗宫颈癌的传统方剂有哪些?

方 1:知柏地黄丸(《医宗金鉴》)合二至丸(《医方集解》)化裁。知母、黄柏、泽泻、茯苓、薏苡仁各 10 克,生地黄、半枝莲、白花蛇舌草各 30 克,山药、山萸肉、牡丹皮、白英、夏枯草、鳖甲(先煎)、女贞子、旱莲草各 15 克。心烦失眠者加莲心;腰痛甚者加续断、桑寄生;便结者加瓜蒌仁、郁李仁。本方适宜于肝肾阴虚型宫颈癌。

方 2:止带方(《世补斋·不谢方》)加减。茵陈、黄柏、山栀子、牡丹皮、猪苓、茯苓、泽泻、三棱、莪术、紫河车各 10 克,牛膝、车前子(包煎)、丹参、败酱草各 15 克,蒲公英、土茯苓、半枝莲、白花蛇舌草各 30 克。加减:大便秘结者加大黄。本方适宜于湿热瘀毒型宫颈癌。

方 3:四妙丸(《成方便读》)合五苓散(《伤寒论》)化裁。黄柏、苍术、猪苓、茯苓、白术、泽泻各 10 克,怀牛膝、薏苡仁各 15 克,桂枝(后下)5 克,半枝莲、白花蛇舌草各 30 克。本方适宜于湿热瘀毒型宫颈癌。

方 4:金匮肾气丸(《金匮要略》)化裁。熟地黄、山药各 15 克,山茱萸 12 克,牡丹皮 6 克,泽泻、茯苓、桂枝(后下)、附子(先煎)各 10 克。本方适宜于脾肾阳虚型宫颈癌。

方 5：右归丸（《景岳全书》）化裁。熟地黄、山药、菟丝子、怀牛膝各 15 克，枸杞子、龟版胶（烊化）、鹿角胶（烊化）各 10 克。加减：腹痛甚者加乌药、川楝子、延胡索；腰痛甚者加续断、狗脊、桑寄生；出血多者加阿胶（烊化）、艾叶、槐花、三七（分冲）、旱莲草；带下量多者加芡实、莲须、椿根皮；气虚者加人参（另煎）、黄芪。本方适宜于湿热瘀毒型宫颈癌。

方 6：茯苓丸（《金匮要略》）加减。桂枝（后下）、牡丹皮、桃仁、莪术、人参（另煎）、制半夏各 10 克，茯苓、焦白术、炒枳壳、黄芪、赤芍、山慈姑各 15 克，陈皮 12 克，八月札 30 克。本方适宜于虚寒凝滞型宫颈癌。

26. 治疗宫颈癌的中成药有哪些？

（1）化癥回生丹 每次 1 丸，每日 1～2 次，饭前温开水送服。

（2）西黄丸 每日 1 丸，温开水送服。

（3）宫颈癌片 每次 2～3 片，每日 3 次，饭后服。

（4）宫颈管栓 每次 1 枚，每日 1～2 次阴道塞入。

（5）复方菝葜颗粒 每次 20 克，每日 3 次，白开水冲服。30 天为 1 个疗程，连续使用 2 个疗程。

（6）复方斑蝥胶囊 每次 3 粒，每日 2 次，口服。

27. 治疗宫颈癌的单方验方有哪些？

（1）莪术制剂 1%～5% 莪术注射液，局部注射及全身静脉用药。

（2）薏苡败酱汤 败酱草、土茯苓、蒲公英、半枝莲、龙葵、车前草各 30 克，生薏苡仁、瞿麦各 20 克，赤芍、苍术、川朴、萹蓄各 10 克。便结加熟大黄。

（3）茯苓葛根汤　茯苓、生姜各 12 克,炒竹茹、半夏、广陈皮、青竹叶、焦白术、神曲、厚朴、石斛各 9 克,苍术 6 克,甘草、鸡内金、荷叶梗、葛根各 4.5 克。水煎服,每日 1 剂。

（4）益母石韦汤　益母草 30 克,泽兰叶、生龙骨、生牡蛎、半枝莲各 15 克,夏枯草、黄药子、金银花各 12 克,阿胶、石韦、生姜各 9 克,炒黄柏 4.5 克,川黄连 3 克。水煎服,每日 1 剂。

（5）宫颈 1 号煎剂　鱼腥草 30 克,丹参 15 克,当归 9 克,生牡蛎 30 克,白花蛇舌草 60 克,茜草 9 克,党参 15 克,白术、赤芍、土茯苓各 9 克,白茅根 30 克,大枣 5 枚。水煎服,每日 1 剂。共治 31 例,总有效率 87.1%。

（6）复方半枝莲片　半枝莲 100 克,山楂 100 克,连翘 100 克,鲜旱莲草 100 克,蒲公英 200 克,鲜瓦松 300 克。用法:先将瓦松、旱莲草煎煮浓缩,加其余药末,制粒压片。每服 1～6 片,日服 3～4 次。配合其他方法治疗 9 例,总有效率为 77.8%。对菜花型溃烂、出血的宫颈癌疗效更好。

（7）白虎汤　鲜白英藤 30 克,山楂炭 30 克,土茯苓 30 克,红枣 30 克,鲜佛甲草 45 克,虎杖 15 克,制龟版 24 克。每日 1 剂,水煎分 2 次服。共治 4 例,全部有效。

（8）复方山豆根浸膏粉　山豆根 30 克,白花蛇舌草 60 克,黄柏 30 克,干脐带 30 克,贯众 30 克。每日 1 剂,水煎 2 次分服。

（9）其他方

①柴胡、川芎、当归、白芍、熟地黄、椿根白皮、白果各 6 克。水煎服,每日 1 剂。本方适用于晚期宫颈癌。

②桂枝 9 克,茯苓 15 克,牡丹皮 12 克,桃仁 15 克,赤芍 12 克,乳香、没药各 6 克,昆布、海藻各 15 克,鳖甲 18 克,小锯锯藤 15 克。水煎服,每日 1 剂,分早晚服。

③大蓟、白英各 20 克,蛇果草 15 克。水煎服,每日 1 剂。本方源于《肿瘤的防治》,功能解毒抗癌,适用于宫颈癌。

④山豆根、草河车、夏枯草各 100 克。将药研细末,炼蜜为丸,每丸重 9 克,每服 2～3 丸,每日 2～3 次。本方清热解毒,是治疗宫颈癌的效方。

⑤吊马桩 50～100 克,骨碎补 50～100 克。每日 1 剂,水煎服。本方源于《中华肿瘤治疗大成》,功能散结消瘕,益肾扶正,对宫颈癌治疗有效。

⑥蜈蚣、蜣螂、蠋虫、山甲珠、全蝎各 25 克。将药烘干研末,每次 2.5 克,温开水吞服,每日 3 次。此散有毒,如恶心呕吐,可立服绿豆浆。本方源于《中华肿瘤治疗大成》,功能破瘀化痰,行瘀散结,适用于宫颈癌瘀毒盛者。

⑦败酱草 30 克,土贝母 15 克,土茯苓、金银花各 20 克,炒槐花 15 克,半枝莲、夏枯草各 30 克,川楝子炭 15 克,五灵脂炭 10 克,青皮 15 克,生薏苡仁 30 克,甘草 3 克。每日 1 剂,水煎服。(本方出自 1984 年《上海中医药杂志》,对宫颈癌有较好疗效)。

⑧白英 60 克,大枣 30 克,水煎服,每日 1 剂。本方益气扶正,解毒散结。适用于子宫癌。

⑨海龙 1 条,白花蛇 3 条,水蛭、蠋虫、人指甲、黄连、乳香、没药各 6 克,全蝎、蜂蜜、黄柏各 9 克,牡丹皮 12 克,龙胆草 15 克。将药共研细末,用金银花煎水为丸,外以雄黄为衣,每日 6～9 克,分 2～3 次吞服(本方为民间验方)。

⑩泽漆 100 克,鸡蛋 3 个。加水适量,泽漆与鸡蛋共煮,煮熟后吃蛋喝汤,每日 1 剂(本方出自《陕西中草药》)。

⑪黄芪 45 克,当归 15 克,香附 12 克,三棱、莪术、知母各 15 克,水蛭 30 克,鸡内金 15 克,山豆根 60 克,桃仁、党参、炮山甲各 15 克,蚤休 60 克。将药共研细末压片或成丸,每日服 2～4 次,每次服 3～6 克(本方出自《中医妇科临床精华》,适用于宫颈癌属气

滞血瘀型)。

⑫蜈蚣 3 条,全蝎 6 克,昆布、海藻、当归、续断、半枝莲、白花蛇舌草各 24 克,白芍、香附、茯苓各 15 克,柴胡 9 克。水煎服,每日 1 剂,佐云南白药 2 克(本方出自 1988 年的《湖北中医杂志》,适用于宫颈癌)。

⑬北沙参、石斛各 20 克,黑木耳 6 克,太子参、女贞子各 20 克,旱莲草 30 克,白芍、金银花各 20 克,败酱草 30 克,大黄炭 15 克,黑山栀子 10 克,茯苓 20 克,明党参 30 克,甘草 3 克。水煎服,每日 1 剂,适用于中晚期宫颈癌(本方出自《上海中医药杂志》1984 年第 10 期)。

⑭柴胡、川芎、当归、白芍、熟地黄、椿根白皮、白果各 6 克。水煎服,每日 1 剂(本方适用于晚期宫颈癌,出自《千家妙方》)。

⑮三棱、莪术、黄连各 20 克,黄柏、黄芩各 15 克,桂枝、茯苓各 20 克,牡丹皮、赤芍、红花、桃仁各 15 克,茜草、白头翁、半枝莲各 20 克。水煎服,每日 1 剂,10 天为 1 疗程。本方适用于晚期宫颈癌。

⑯胡萝卜 200 克。将其洗净,切成细丁,配加适量凉开水,压榨取汁,每次 1 杯,每日 1～2 次。

据最新报道,一些学者通过研究认为胡萝卜素防癌抗癌作用优于维生素 A,且无维生素 A 过量中毒之弊。能防治胃癌、肺癌、乳腺癌、宫颈癌、膀胱癌、皮肤癌等上皮组织的肿瘤。胡萝卜性味甘平,功效健脾化滞、宽中下气,也宜于消化不良者食用。

⑰大蒜 200 克,米醋 500 毫升,白糖适量。将大蒜去皮剥成瓣,洗净沥干,装入加有白糖的米醋中,浸泡 1 个月后即可服食。每次数粒,佐餐食用,但宜经常食用效果好。原方主治心腹冷痛证,近年来用于癌症的防治。

⑱甜杏仁 10 枚,牛奶 100 毫升,大枣 5 枚,粳米 50 克,桑白皮 10 克,生姜 3 克。杏仁用水浸泡,去皮尖,加入牛奶绞取汁液,大

枣去核,生姜切片,备用。先煮桑白皮、姜、枣,煎取汤液,加米煮粥,临熟时对入杏仁汁,再继续煮至粥成,每日2次。杏仁主要成分是脂肪油、蛋白质、各种游离氨基酸,以及杏仁苷。近年来发现杏仁对肺癌、乳癌、宫颈癌等多种肿瘤有预防和抑制作用。桑白皮含挥发油、葡萄糖甙、桑皮素、桑皮色烯素等成分,药理实验桑白皮有较好的解热止咳祛痰作用。大枣抑制癌细胞增殖作用显著。

⑲人参、生鳖甲各18克,花椒9克,共为细粉,分为6包,每服1包,温开水送下,每晚1次。本方滋阴益气,散结消肿,适用于宫颈癌。

⑳鲫鱼粉30克,生穿山甲10克,冰片、芒硝各3克,朱砂6克。将药共研细末,混匀,涂于宫颈糜烂处,隔日冲洗换药1次(本方源于《癌症治验录》,功能去腐生新,适用于宫颈癌中期)。

㉑醋制莪术、醋制三棱各10克。浓煎200毫升,分2次服。本方破血消积,对宫颈癌有效。

㉒川贝母15克,健壮公兔1只。将川贝母与公兔炖熟,连汤服食,每日1剂,早晚2次分服,健康状况好的患者可酌加红糖,临床效果较理想(本方源于《新医学》1976,2期,功能软坚散结,适用于宫颈癌)。

㉓忍冬藤、败酱草各20克,蒲公英、桑寄生各30克,薏苡仁、生白芍各15克,萹蓄12克,全蝎3克,海藻、五加皮、昆布、连翘各10克。水煎服,每日1剂(本方源于《北京中医药学报》1983,3期)。

㉔党参30克,白术10克,山药、地榆炭、陈棕炭、茜草、侧柏炭各15克,丹参12克,半枝莲、瓦楞子各30克,甘草6克。水煎服,每日1剂。本方健脾益气,止血抗癌,适用于子宫内膜癌。

28. 治疗宫颈癌的偏方有哪些?

偏方1:太子参、焦白术、莪术、茯苓、车前子(包)、猪苓、冬瓜皮各 30 克,黄芪 25 克,穿山甲、鸡内金各 15 克,白花蛇舌草 20 克。本方亦可随症加减。每日 1 剂,水煎服(或结肠灌注)。并配合用顺铂 80 毫克,加生理盐水 500 毫升(有腹水,抽净后,取 80 毫升;注药后,扎腰带);氟尿嘧啶 1 克,地塞米松 10 毫克;腹腔注入,变换体位数次;21 日 1 次,3~4 次为 1 个疗程。补液≥1.5 升/日,并用止呕、利尿药;卡氏评分＞70 时酌情全身化疗。多饮水。治疗腹腔恶性肿瘤(病种包括宫颈癌、卵巢癌、胃癌、肝癌、胰腺癌)60 例,完全缓解 2 例,部分缓解 42 例,有效 10 例,无效 6 例,总有效率为 90%。随访 2 年,生存 9 例。

偏方 2:三品饼及三品杆(含白砒 45 克,明矾 60 克,雄黄 7.2 克,没药 3.6 克)。取白砒、明矾共研粗粉,混合后煅成白色疏松状物并研细,加雄黄、没药混匀,制成三品饼(大如一分硬币,厚 2 毫米,重 0.2 克)及三品杆(粗 3 毫米×长 20 毫米),紫外线消毒。于患者经后 5~7 日至经前 5 日用药。常规消毒并用凡士林油纱条保护阴道及穹隆部,在宫颈口贴 1 枚三品饼,7~9 日局部组织可坏死脱落,休息 1~2 日于宫颈管内上 1 枚三品杆。反复上药 5~12 次。待上药吸收后至局部组织脱落前均敷用双紫粉(紫草、旱莲草、紫花地丁、草河车、黄柏各 30 克,冰片少许,共为细末,高压消毒)。采用本方治疗早期宫颈癌 9 例,治疗 4 个月后,全部恢复正常家务劳动,至今已生存 2~7 年。病理和细胞学检查均未见复发。阴道严重萎缩及有严重心、肝、肾疾患者,不宜用此法。

偏方 3:生天南星 60 克,生半夏、明矾各 30 克,山豆根 15 克,蜈蚣 10 条。将上药共研为极细末,过细筛。将药末分为 20 份,每次 1 份,用棉球蘸满药纳入患处,早晚各 1 次。定期加用南通蛇药片、小金丹,辨证施用疏肝健脾、利水解毒中药口服。用本方治疗宫颈癌 6 例,临床症状 1 周内本始改善,出血控制为 8.5 日,阴道分泌物减少 6.2 日,精神食欲改善 3.5 日者 5 例;死亡者 1 例。

偏方 4：①生山药 20 克，牡丹皮 10 克，泽泻 9 克，生地黄 12 克，车前子 6 克，瓜蒌 10 克，续断 9 克，桑寄生 12 克，仙鹤草 15 克，阿胶 15 克，牡蛎 10 克，夏枯草 20 克，黄柏 10 克。②当归 30 克，白芍 12 克，柴胡 12 克，青皮 9 克，乌药 6 克，香附 10 克，白术 6 克，茯苓 9 克，茵陈 12 克。③薏苡仁 10 克，土茯苓 9 克，牡丹皮 6 克，赤芍 9 克，金银花 20 克，白花蛇舌草 30 克，丹参 30 克，蚤休 10 克，蒲公英 15 克，三棱、莪术各 10 克。④附子 6 克，吴茱萸 10 克，党参 20 克，茯苓 10 克，小茴香 10 克，海螵蛸 9 克。属肾阴虚型者，用方①；属肝郁气滞型者，用方②；属瘀毒型者，用方③；属肾阳虚型者，用方④。每日 1 剂，水煎服。同时，配合宫颈局部用药：1 号药为鸦胆子、生马钱子、生附子、轻粉各 4.5 克，雄黄、青黛各 10 克，砒石、硇砂各 6 克，乌梅炭 15 克，冰片 1.5 克，麝香 3 克，共研细末。2 号药为黄连、黄芩、黄柏、紫草各 15 克，硼砂、枯矾各 30 克，冰片适量。共为细末。治疗宫颈癌 90 例，对 72 例治愈者经 10 年以上随访，健在 61 例，其中单纯用中药 38 例，中药加手术 17 例，中药加放疗 6 例。健在时间最长已 16 年。

偏方 5：桂枝、茯苓、桃仁、红花、赤芍、紫石英、三七、穿山甲、吴茱萸、制天南星、制半夏、王不留行。下焦寒甚者，去牡丹皮，加细辛、干姜、附片、鹿角霜；痰多者，加白芥子、生牡蛎、橘核；气虚体弱者，加党参、黄芪、甘草；气滞作胀者，加香附、乌药、佛手、枳壳；瘀甚者，加水蛭、土鳖虫、乳香、没药。将上药水煎服，每日 1 剂，30 剂为 1 个疗程。配合用肿瘤 1 号散（含急性子、硼砂、牛黄、冰片、麝香）每次 2 克，每日 3 次，口服。治疗子宫癌 15 例，最佳疗效 3 例，有效 10 例，无效 2 例。

偏方 6：炙黄芪、仙鹤草各 50 克，当归、白及、炒蒲黄各 20 克，白花蛇舌草、茜草根各 30 克，蒲公英、炒栀子、生地黄炭、藕节各 15 克，三七粉（冲服）、甘草各 10 克 。小腹冷痛者，加艾叶炭、炮姜；阴血虚者，加旱莲草，阿胶；血热者，加黄芩炭；腰痛者，加杜仲炭、川续断;腹痛血黑有块者,加益母草、桃仁。每日 1 剂,水煎后分 2～3 次内服。出血量多则 6 小时 1 次。并补液、输血、停止使用止血西药。治疗宫颈癌大出血 28 例,用药 6～12 日后,治愈 21 例,显效 5 例,有效 2 例,总有效率为 100%。

偏方 7:四核清宫丸(含山楂核、荔枝核、橘核,桃核各 30 克)。肝郁气滞型者,加柴胡、郁金、当归、川楝子、白芍各 30 克,青皮、黄芩各 20 克;湿热瘀毒型者,加土茯苓、败酱草、蒲公英、半枝莲各 30 克,瞿麦、生薏苡仁、厚朴各 20 克,鸡内金、赤芍、大黄各 10 克。将上药共研为极细末,制成蜜丸备用。每次 15 克,每日 3 次,口服。1 个月为 1 个疗程。治疗宫颈癌 18 例,显效(症状消失,肿瘤缩小)4 例,有效 8 例,无效 6 例,总有效率为 67%。疗程中未见不良反应。

偏方 8:龙胆草、甘草各 5 克,黄芩、炒栀子、泽泻、椿根白皮、白头翁、贯众各 10 克,生地黄、白花蛇舌草各 15 克,车前子、半枝莲、地榆炭各 20 克。体虚者,加党参、黄芪;便秘者,加大黄;尿频者,加琥珀粉。每日 1 剂,水煎后分 2～3 次口服。10 日为 1 个疗程。治疗宫颈癌出血 50 例,用 2～4 个疗程后,痊愈 6 例,显效 37 例,无效 7 例,总有效率为 86%。疗程中无不良反应。

偏方 9:天藤口服液(含天仙藤、藤梨根、当归、黄芪、枸杞子、半枝莲等)。用天藤口服液(上药制成口服液,每支 10 毫升)每次 20 毫升,每日 3 次,口服。2～4 周为 1 个疗程。治疗恶性肿瘤(病种包括子宫癌、胰腺癌、乳腺癌、卵巢癌、肝癌、肠癌、贲门癌、肺癌、食管癌和淋巴肉瘤等)100 例,其中显效(症状、体征、外周血常规明显改善)25 例,有效 68 例,无效 7 例,总有效率为 93%。

偏方 10:金龙胶囊 4 粒,每日 3 次,餐前服。用柴胡、牡丹皮、莪术、炮穿山甲、水红花子、甘草各 10 克,杭白芍、白花蛇舌草各 30 克,炒白术、土茯苓、栀子、败酱草、红藤、蛇莓、龙葵、半枝莲

各 15 克,三棱 6 克。随症加减。每日 1 剂,水煎服。1 个月为 1
个疗程。治疗宫颈癌 114 例,完全缓解 4 例,部分缓解 35 例,稳定
58 例,恶化 17 例。随访 10 年,平均生存期 24.6 个月。

29. 治疗宫颈癌的外治疗法有哪些?

方 1:催脱钉(用山慈姑、炙砒霜、雄黄、蛇床子、麝香、硼砂、
枯矾、冰片等制成)及蜈蚣粉(用轻粉、冰片、麝香、蜈蚣、黄柏、雄黄
等制成)外用治疗宫颈癌。对早期宫颈癌效果较好。

方 2:20%蟾蜍软膏外敷。

方 3:改良皮癌净外敷。组方:砒霜(三氧化二砷)100 克,穿
山甲 100 克,黄芩 100 克,活性炭 300~400 克。先将穿山甲碎成
粗粉,并和砒霜同置坩埚内煅烧,至冒白烟后离火,等冷,研末,加
入黄芩及活性炭细粉,混合均匀,用沸后放冷的香油调成糊。每日
敷 1 次。

方 4:野百合全草适量,洗净捣烂,外敷患处,每日 1~2 次。

方 5:改良硇砂散。组方:硇砂 9 克,轻粉 9 克,雄黄 3 克,冰
片 0.15 克,大黄 3 克,硼砂 3 克。以上各药共研细末,用獾油或香
油调成糊。外敷患处,每日 1 次。

30. 针灸治疗宫颈癌的方法有哪些?

(1)体针治疗

①针刺关元、天枢、大肠俞、足三里、公孙穴,留针 20~50 分
钟,隔日 1 次。适于久病体弱,食少纳呆,少腹疼痛者。

②针刺气海、子宫、蠡沟、三阴交穴,用于宫颈癌的辅助治疗。
以平补平泻手法为主,以左手食指按穴,右手持针速刺进针,用等
力提插捻转找到酸胀感后,留针 15~20 分钟。实证者,以泻法为
主:左手食指紧按穴,右手持针速刺或捻转进针,用提插捻转手法

找 3～5 次或 6 次即可产生凉感,如不应可再重做。有凉胀感后留针 15～20 分钟。一般隔日针灸 1 次。若疼痛或发热时,每日可针 1～2 次。疼痛时可留针 20～30 分钟,其他症状可留针 15～20 分钟或不留针。针刺 10～20 次为 1 个疗程。宫颈疼痛者,加太冲、太溪穴;带下多者,加丰隆、地机穴;尿血者,加中极穴。

③针刺合谷、天枢、上巨虚、足三里穴。适用于宫颈癌小腹坠胀疼痛、有脓血便者。用平补平泻法,即在进针后施以中度的均匀提插、捻转,得气后留针 20 分钟左右,每天针 1 次。里急后重者,加气海穴;黏液便者,加阳陵泉、三阴交穴;血便者,加下巨虚穴。

(2)耳针治疗　选子宫、外生殖器、肾、耳迷根等穴。可针刺或埋针或穴位贴压。适于宫颈癌的辅助治疗。

31. 宫颈癌痛的敷贴疗法有哪些?

(1)抗癌止痛粉　三七粉 3 克,雄黄 3 克,蟾酥 15 克,白及 12 克,制砒霜 1.5 克,明矾 60 克,硇砂 0.3 克,消炎粉 60 克。以上 8 味,共研为细末,过筛,装瓶备用。分次外用于宫颈口,每日 1 次,每次 15～20 克,7 天为 1 个疗程。

(2)香子酒止痛法　红蓼子(即水红花子)60 克,麝香 1.5 克,阿魏 15 克,急性子 15 克,甘遂 9 克,大黄 15 克,巴豆 10 粒,白酒 500 毫升。以上前 7 味,捣碎,混合在一起,用白酒拌和均匀,纳入猪膀胱内,外敷疼痛处,痛止停药。

(3)雄参止痛膏　雄黄 15 克,白矾 15 克,硇砂 1 克,黄柏 30 克,乳香 15 克,没药 15 克,麝香 2 克,蟾酥 2 克,苦参 30 克,冰片 3 克。以上 10 味,分别研成细末或细粉,混合均匀,用蛋黄油调制成膏。敷患处,每日换药 1～2 次。

32. 宫颈癌的免疫治疗包括哪些内容?

肿瘤的免疫治疗以细胞免疫治疗为主。分特异性免疫和非特

异性免疫治疗两种。目前宫颈癌的免疫治疗仍处于探索阶段,以非特异性治疗为主。简介如下:

(1)卡介苗

①皮肤划痕法。用消毒针头在四肢皮肤上等距纵横划痕各10条,将卡介苗2毫升(每1毫升含活菌75毫克)置于划痕区域,摊平,每周1次,10~16次为1个疗程。

②口服法。每次剂量为120~200毫克,第1个月每周1~2次,第2个月每周1次或每两周1次;第3个月后每月1次直到一年以上。

③瘤内注射法。根据肿瘤大小将卡介苗0.05~0.8毫升注入肿瘤内。此法不良反应较大。

在使用时可能出现以下反应:流感样综合征、局部划痕处形成浅溃疡、个别患者可引起变态反应及肝功能异常等。口服法基本上无明显不良反应,故近年来多采用此方法。

(2)转移因子 转移因子1~2支(1支相当1个单位),每周1次,3个月为1个疗程。皮下注射(如上臂内侧、腹壁的皮下)或肌内注射(上臂外侧)。亦可淋巴结或肿瘤局部注射。转移因子的不良反应一般不重,是一种较为安全的制剂。

(3)短小棒状杆菌菌苗

①3.5毫克/0.5毫升,皮下注射,每周1次。注射部位尽量靠近肿瘤。

②10毫克,溶于5%葡萄糖注射液500毫升静脉滴注,2小时内滴完,每月1次。静脉注疗的剂量不应超过20毫克。菌苗与放射、化疗合用,应在手术、放疗或化疗结束后间隔一段时间再用。

33. 宫颈癌的食疗方有哪些?

(1)山楂鲍鱼 取鲍鱼150克煮烂,切成条,盛入盘中。另取山楂 20 个,去核,稍加糖,制成泥状。鲍鱼用山楂泥拌食。适用于宫颈癌及其他癌症患者身体虚弱者。

(2)乳香蛋丁　乳香 1.5 克,鲜鸡蛋 2 只,牛奶 450 毫升,青豆 50 克,淀粉 50 克,猪油 30 克,精盐、味精各少许。在牛奶中加入乳香、蛋清、味精和盐,调匀。将蛋黄打碎,稍加味精、精盐,蒸熟后切成小丁。青豆炒熟。在炒锅上,先放入猪油烧热,再倒入调匀的牛奶和蛋清,不断地翻炒成粥状,起锅装盘,再撒上蛋黄丁和青豆,即可食用。适用于宫颈癌有气滞血瘀者。

(3)红花黑豆饮　红花 6 克,黑豆 30 克,红糖 60 克。先用水适量煮红花、黑豆,至豆熟后去渣澄汁,加入红糖后饮服,每日 2次。适用于宫颈癌血瘀致少腹胀痛者。

(4)鸽子炖鳖甲　家鸽 1 只,醋适量,鳖甲 30 克,山药 30克。鸽宰后去毛杂内脏,洗净,切碎,与后 3 味一起加水炖熟烂,盐调味,饮汤食肉。除宫颈癌外,其他妇科肿瘤也适用。

(5)马鞭草白鳝汤　白鳝 1 条,鲜马鞭草 60 克(干品 30克)。白鳝去内脏,与马鞭草(布包)一起加水适量煮 1 小时,去药,盐、油调味,饮汤食鱼。主治宫颈癌月经不调,带下赤白者。

(6)海螵蛸乌骨鸡汤　乌骨鸡 250 克,海螵蛸 30 克,葱白30 克。先将鸡切块与海螵蛸放入锅中,加水适量,煮至鸡肉熟烂,入葱白、盐、油,煮 15 分钟即可。饮汤食肉。主治宫颈癌带下赤白臭秽和阴道癌。

(7)艾叶枸杞仔鸡汤　仔鸡 1 只,艾叶 12 克,枸杞子 15克。常法杀鸡去内脏。纳艾叶(布包)和枸杞子入鸡腹,竹签封口,加水炖烂,去艾叶,盐调味,饮汤食肉。主治宫颈癌体虚者。

(8)猪肉鱼胶糯米粥　猪瘦肉 60 克,鱼鳔 30 克,糯米 60克。猪肉及鱼鳔(浸泡 1 天后)切丝,和米煮粥,盐、油调味服食。主治宫颈癌、卵巢癌体虚不思饮食者。

(9)茯苓饮　土茯苓50克,白糖(或蜂蜜)适量。土茯苓加水500毫升,文火炖至250毫升,用时加糖或蜂蜜调味。主治宫颈癌白带增多。

(10)炒鹌鹑蛋　鹌鹑蛋20个,洋葱半个,胡萝卜80克,芦笋80克,香菇4个,青椒1个。蛋煮熟去壳,蔬菜切成小块,胡萝卜煮至刚熟。碗中依次放入汤料200毫升,砂糖40克,醋45毫升,酒15毫升,番茄酱20克,香油5毫升,生粉10克调成料汁。锅中放油30毫升,烧热后投入蛋和蔬菜稍炒,倒入料汁略煮一下,即可食用。主治宫颈癌慢性出血所致贫血。

(11)羊鱼鲜汤　羊肉300克,鲜河鱼1条(500克),白萝卜1个。羊肉切成大块,放入沸水中,同切片的萝卜煮15分钟,汤和萝卜弃之。羊肉放入锅内,加水(约为锅容量的2/3)、葱、姜、酒,煮至熟透。若汤太少可加适量开水。将鱼用豆油煎透后,放入羊肉锅内煮30分钟。汤中加盐、香菜、蒜苗、葱末,即成美味可口的羊鱼鲜汤。主要用于宫颈癌术后的调养。

(12)菱粉粥　用粳米100克,加适量水煮粥,待米粥至半熟后,调入菱粉30～60克,红糖少许,同煮为粥。用菱粉煮粥服食,不仅可益气健脾,还可用作食管癌、胃癌、乳腺癌、宫颈癌的一种辅助饮食防治措施。

(13)鱼鳞胶　鲫鱼或鲤鱼鳞甲适量,米酒适量,将鱼鳞甲用文火熬成鱼鳞胶。每次30克,用温米酒对水冲服。每日1剂,连服15～20剂。主治宫颈癌肝郁气滞型。

(14)苡仁菱角粥　薏苡仁30克,菱角60克,加水煮粥内服。每日1剂,连服30剂为1个疗程。主治宫颈癌肝郁气滞型。

(15)山豆根粉　山豆根粉3～6克,黄柏6克,黄芩6克,牡蛎30克,甘草3克,白糖适量。将黄柏、黄芩、牡蛎、甘草煎汤去渣,冲山豆根粉及白糖内服。每日1剂,连服10～15剂为1个疗程。主治湿热蕴毒型宫颈癌。

(16)槐蕈煎 槐蕈6～10克,用水煎服。每日1剂,常服。主治宫颈癌湿热蕴毒型。

(17)三草蔗糖 墨旱莲15克,白花蛇舌草30克,蚤休30克,生地黄15克,山药15克,蔗糖适量。将墨旱莲等前5味药水煎去渣,对入蔗糖冲服。每日1剂,连服20～30剂为1个疗程。主治肝肾阴虚型宫颈癌。

(18)龟版炖猪肉 龟版30克,山药15克,山茱萸9克,女贞子15克,槐蕈6克,猪瘦肉60克。将龟版等前5味药煎汤去渣,加猪瘦肉煮熟服食。每日1剂,常服。主治肝肾阴虚型宫颈癌。

(19)鱼鳔苡仁粥 薏苡仁30克,菱角15克,红枣10枚,鱼鳔5克,共同煮粥食。每日1剂,常食。主治中气下陷型宫颈癌。

(20)当归黄芪鸡 当归24克,黄芪15克,雄鸡1只,盐、料酒、葱、姜各少许。将鸡宰杀,洗净去内脏,置当归、黄芪于鸡腹内,然后将鸡放入大碗内,加盐、酒、葱、姜后,上笼,旺火蒸30分钟可食用,分3～4天食完。主治中气下陷型宫颈癌。

34. 宫颈癌患者的饮食宜忌有哪些?

(1)宜吃的食物

①宜多吃具有抗宫颈癌作用的食物,如蓟菜、甜瓜、菱、薏米、薜荔果、乌梅、牛蒡菜、牡蛎、甲鱼、海马。

②出血宜吃鱼翅、海参、鲛鱼、黑木耳、香菇、蘑菇、淡菜、蚕豆。

③水肿宜吃鲟鱼、石莼、赤小豆、玉蜀黍、鲤鱼、鲮鱼、泥鳅、蛤、鳗鱼、鸭肉、莴苣、椰子汁。

④腰痛宜吃莲子、核桃肉、薏米、韭菜、梅子、栗子、芋艿、甲鱼、

海蜇、蜂乳、鲎、梭子蟹。

⑤白带多宜吃墨鱼、淡菜、文蛤、蛏子、牡蛎、龟、海蜇、羊胰、雀、豇豆、白果、胡桃、莲子、芡实、芹菜。

⑥防治化疗、放疗不良反应的食物,如豆腐、猪肝、青鱼、鲫鱼、墨鱼、鸭、牛肉、田鸡、山楂、乌梅、绿豆、无花果。

（2）忌吃的食物

①忌烟、酒及辛辣刺激性食物。

②忌肥腻、油煎、霉变、腌制食物。

③忌羊肉、韭菜、狗肉、胡椒、姜、桂皮等温热性食物。

④忌公鸡等发物。

35. 宫颈癌患者生活调理应注意哪些问题？

（1）康复期的自我保健　为了战胜癌症和恢复健康,宫颈癌病人除坚持定期检查和综合治疗外,还应掌握自我保健的知识。

①做到合理的休息。良好的生活环境可以给病人带来愉快的心情,减少忧愁。宫颈癌病人经过正规治疗后一般体质都比较差,因此要使疲惫的身体迅速恢复,一定要保证充分的休息。但休息并不是整天卧床,而是要根据自身实际情况,劳逸结合地休息,如散步、看书、下棋、钓鱼,做些轻松的家务等。这样的休息,有利于身心健康,有利于康复。

②养成良好的饮食习惯。食用富有营养的高蛋白、高维生素的饮食和新鲜水果蔬菜,忌烟酒、辛辣刺激性食物和生冷、油腻厚味饮食,保持大便通畅。

③丰富自己的精神生活。在治疗阶段,病人往往处于一种紧张状态,生活单调。治疗结束后,病人若仍处于一种单调的精神生活中,经常去想"会不会好","还能活多久"等这一类问题,势必不利于治疗和康复。因此,要根据自身的条件、兴趣和爱好,培养良好的情趣,如欣赏音乐、写诗作画、种花养鸟、下棋抚琴等,充实自

己,精神上有所寄托,有所追求,从而振奋精神,饱满情绪,争取康复。

④开展保健锻炼。生命在于运动,运动促进健康。宫颈癌康复期的病人应根据自己的体质状况,适量参加一些体育活动,如散步、做保健操、太极拳、养生功等。这些保健锻炼可以增加食欲,恢复体力,增强体质,提高身体的免疫功能,达到防癌抗癌、机体康复的目的。

(2)**康复期的功能锻炼** 宫颈癌病人的早期病变以手术为主,切除范围包括阴道、子宫、阴道 2/3、子宫周围各韧带、输卵管及卵巢,此外还有盆腔淋巴结清扫。中晚期病变以放疗为主或放疗配合手术。因此,对生殖系统的损伤较大,特别是接受放疗的病人,有可能出现阴道弹性消失、阴道狭窄,或放疗造成阴道上皮黏膜变薄、失去分泌功能或分泌减少而导致阴道干燥,甚至产生粘连,严重者造成盆腔纤维化,引起循环障碍而水肿,压迫神经引起疼痛,损伤直肠膀胱可出现血便、血尿。这些并发症在生理上限制了病人的性行为。因而放射治疗的病人,出院后要隔日冲洗阴道 1次持续约 6 个月,以后改为每周冲洗 1～2 次持续约 1 年,以利于组织的修复,防止阴道粘连。同时,在放疗期间及放疗后的 1 年中,需要经常地用扩阴器扩张阴道,注意伤口愈合后 6 个月内不可性交。

(3)**宫颈癌术后病人的性康复** 正确的认识和适当的技术将有助于病人的性康复。

①月经的有无与性功能、性行为无关。子宫的主要作用是生育,对性欲、性唤起及性交影响不大。单纯失去子宫不会影响女性性征。病人配偶的态度对性康复极为重要,务必要使之了解这些知识。

②适当使用阴道润滑剂可避免性交疼痛。某些润滑剂含有雌激素,肿瘤病人是否适用,应事先征求医生意见。

③因阴道缩短可能出现阴茎不能深深插入，或双方都可能产生疼痛。对此建议双方可改变性交体位，以避免不适，可采取膝胸位、后进位性交。女上位性交并由病人掌握阴茎的插入深度，亦有助于避免性交疼痛。或女方大腿内侧可涂水溶性润滑剂，保持内收状态，这样男性会有阴道较深的感觉。此外，需要知道的是，女子的阴道性敏感区，主要位于阴道的外 1/3 处。

④不少病人夫妇在术后第一次性交时担心穿破阴道，事实上这种担心是不必要的。

⑤性交前排空大、小便，减少不适。

36. 宫颈癌的防范手段有哪些？

据研究表明，所有导致宫颈癌的风险因素都是可以百分之百加以预防的。

（1）HPV 检测　现代医学发现，宫颈癌其实是由一种病毒的持续感染而引起的恶性肿瘤，这种病毒是"人乳头瘤病毒"（HPV），通常是通过性生活传播，持续感染就可能引发包括宫颈癌在内的生殖器癌症。我们可以通过 HPV 检查来诊断是否有感染，并随时监测。

（2）宫颈涂片　这是防范宫颈癌的"常规武器"，育龄女性应每年为自己进行一次宫颈涂片检查，这也是女性自我关怀的一项措施。

（3）宫颈癌疫苗　目前，宫颈癌疫苗已问世，有关专家认为，从疫苗预防效果及卫生经济学的角度讲，最适宜接种的人群是尚未发生性行为的年轻女性。

（4）其他

①不淫乱。

②提倡晚婚晚育、计划生育，避免对子宫颈的损伤。

③注意卫生,保持下身清洁。

④男子包皮过长应做环切,经常用水清除包皮垢,保持阴部清洁。

⑤如因其他原因做子宫切除者,术前应做子宫刮片检查。

⑥积极治疗慢性炎症,处理癌前病变。

⑦预防宫颈癌还要忌食烟酒,避免生冷、油腻食品。

37. 预防宫颈癌须规避哪四大风险?

（1）性对宫颈的伤害

①低龄性生活。低于 20 岁(尤其是低于 16 岁)就开始性生活的女性,患宫颈癌的风险更大。有资料显示,小于 16 岁便开始性生活的女性,比 25 岁以上开始性生活的女性患宫颈癌的危险性高出 12.3 倍。

②多个性伴侣。如果女性生活中有婚前同居、性生活频繁、多次离婚和结婚等现象,都会使宫颈癌的发病率显著增加。据研究显示,拥有超过 10 个性伴侣的女性较性伴侣少于 3 个的女性患宫颈癌的危险性高 3 倍以上。

③感染性病。曾经或正患 HPV 感染(如生殖器疣病)、HIV 感染(如艾滋病),以及其他性传播疾病,这些都将成为遭遇宫颈癌的媒介。

警示:洁身自好,晚婚和节制性生活,对防范宫颈癌很有益处。此外,有资料表明,性生活时经常使用避孕套的女性患宫颈癌的危险性较低。

（2）创伤对宫颈的影响

①过早或多次分娩。过早地经历阴道分娩与早期开始性生活一样,对发育尚不完全成熟的性器官都是一种伤害,尤其是频繁或多次施行中止妊娠手术,这些都是对宫颈造成伤害的长年累积,很有可能导致宫颈癌。

②宫颈炎症和病变。久治不愈的妇科炎症,尤其是宫颈病变,虽然不是导致宫颈癌的独立因素,但也会成为诱因,提示女性自身的免疫系统正在下降。

③使用免疫抑制剂。例如进行肾移植手术后,需要使用免疫抑制剂的药物,这些药物会让身体的免疫系统出现"缺口"。

警示:女性一旦发生宫颈病变和其他炎症,应及时治疗和按时随访;使用免疫抑制剂者,更要有规律地进行宫颈涂片检查,随时进行严密监测。

(3)**烟对宫颈的危害** 据检测发现,香烟中的致癌物会有选择地集中在宫颈黏液里,含量会比同一时间测量的在其他部位血液中发现的致癌物含量高出 15 倍。因此,无论是主动吸烟还是被动吸烟的女性,发生宫颈癌的几率都会大大提高。

不要为自己寻找各种借口,远离香烟是躲避宫颈癌侵袭的有效方法。

(4)**有"癌症性格"倾向** 有些人生活方式非常检点,没有以上不良习惯,为何也会遭遇宫颈癌袭击呢? 据研究发现,具有"癌症性格"的人自身免疫系统容易遭受致命伤害。要知道自己是否存在"癌症性格",不妨自测以下问题:

①是不是容易压抑自己的负面情绪,而不是寻求及时而有效的宣泄? 与周围的人之间关系如何? 是积极健康地互相支持还是彼此猜疑钩心斗角? 是否愿意承认、包容自己和他人的缺点与不完美?

②自测是为了反省和评价自己,应尽量保持愉悦的心情,微笑地面对生活。

四、宫颈息肉

1. 什么是宫颈息肉？有何症状？

宫颈息肉是妇科常见病，是慢性宫颈炎的一种。它是因为炎症刺激使子宫颈内膜组织增生而形成的息肉样改变，故也叫做宫颈内膜息肉。多属良性，仅有极少数恶性变。

一般宫颈息肉患者没有特殊不适，多数是在做妇科检查时才发现的。少数息肉比较大者，可以引起少量的阴道流血；有人是在性交后或是蹲着用力大便时出血，才引起重视，经检查确诊的。

当用阴道扩张器暴露宫颈时，所见的息肉外形大小不等，形状不一，如水滴样，圆形、扁圆形，其表面光滑、鲜红或稍呈暗红色，有的有蒂或是蒂深入到颈管内，质地较脆，触碰时很容易出血。

来源于宫颈黏膜的息肉，表面有一层柱状上皮覆盖，有丰富的微血管，因而颜色鲜红、柔软、脆弱。轻轻触动就会出血，以至于经常发生感染而形成溃疡。另有一种来自宫颈阴道部分的息肉，表面由复层鳞状上皮所覆盖，由于间质内主要为纤维结缔组织，所以颜色浅红，质较韧，基底较宽，病位表浅。

极小的宫颈息肉常无自觉症状，大多在妇科检查时才被发现。息肉较大的，则容易出现血性白带或接触出血的症状，特别在性生活或排便用力后，可以发生少量出血。

2. 宫颈息肉如何进行鉴别诊断？

宫颈息肉发生的原因，一般认为系由于慢性炎症长期刺激，引起宫颈内膜的增生堆集。但也不是所有的宫颈息肉均是宫颈内膜引起的柱状上皮增生堆集。也常见到一小部分患者息肉发生于宫颈阴道部的鳞状上皮部位,此种类型的息肉一般没有较细的蒂,呈舌状突出,质地比较坚实,不易出血,表面被覆鳞状上皮,色泽与宫颈表面的颜色一致,呈粉红色。而起源于宫颈管黏膜的息肉,大多有一个细长的蒂,表面鲜红色,质软,极易出血。息肉可单发,也可多发。多发性息肉往往蒂比较短,呈簇状堆集于宫颈口处。息肉的大小不一,小者直径仅几毫米,大者可达数厘米。

宫颈息肉可发生于任何年龄,但多见于40岁以后的经产妇。

宫颈息肉虽为比较常见的妇科疾病,但由于其体积小,可无任何症状,往往因患其他妇科疾病检查时才被发现。较大的息肉可能出现白带增多,或主诉有接触性出血,特别在性交或排便后出现点滴状出血或血性白带,出血量一般不多。表面被覆鳞状上皮的息肉,由于其质地较韧,一般无接触性出血或血性白带。如宫颈息肉伴有较重的宫颈炎,也可出现宫颈炎的症状。

宫颈管息肉病理检查时可见息肉中央为一纤维结缔组织形成的纵轴,其中血管多而密集,外有宫颈固有的组织,包括腺体与间质,表面为宫颈黏膜覆盖,组织成分和结构基本上与正常宫颈组织相同,此为典型的息肉组织。起源于宫颈阴道部表面覆盖鳞状上皮的息肉比较少见,此种息肉实质上为宫颈管组织增生后自宫颈阴道部鳞状上皮区疝性脱出,与宫颈管息肉的区别是表面被覆的上皮不同。

宫颈息肉一般均为良性,但摘除后常复发。宫颈息肉偶有恶变可能,恶变率为0.2%~0.4%,摘除后应常规送病理检查,以免延误诊断。

宫颈息肉的阴道镜检查所见:根据宫颈息肉表面被覆的上皮不同,阴道镜下有2种图像。①属宫颈管黏膜过度增生堆集而形成者,阴道镜下息肉呈鲜红色,有一定光泽,单发者有一较细的蒂,多发者呈簇状,基底较宽,蒂较短。涂3%醋酸后表面可见水肿之柱状上皮,但不像糜烂出现"葡萄串"改变。整个息肉表面似有一层极薄的包膜,反光性好。②起源于宫颈阴道部表面被覆鳞状上皮的息肉,息肉为粉红色,从宫颈鳞状上皮区突出,基底较宽,也有少数有一较细的蒂,质地较韧,涂3‰醋酸后上皮略呈白色改变,数秒钟后即恢复原状。前者较软,质脆,触之易出血,后者较硬,不易出血。

3. 宫颈息肉不治疗会发生癌变吗?

宫颈息肉也是由于慢性炎症的刺激,颈管黏膜局部增生,逐渐向外突出而形成的。宫颈息肉如不治疗,可逐渐长大,阻塞宫颈口,引起不孕症,还可造成性交出血,或有血性白带。更重要的是宫颈息肉有癌变的可能。所以,一旦发现宫颈息肉,即应予以摘除。

宫颈息肉摘除术比较简单,一般在门诊手术室即可完成。宫颈息肉的恶变率较低,为 0.2%～0.4%,切除后都应送病理检查,以防漏诊。

4. 宫颈息肉治愈后会复发吗?

如前所述,宫颈息肉根据发生的部位不同可分为两种。从宫颈管黏膜局部增生形成的息肉一般蒂细长,切除时容易彻底;而发生于宫颈阴道部的息肉虽然位置表浅,但基底部较宽,因此治疗时不容易彻底切除,还可以再生。另外,由于宫颈息肉是宫颈慢性炎症的一种表现,虽然切除了息肉,但宫颈的慢性炎症并没有去除,致病菌仍然潜伏在宫颈组织内,也就是说致病原因依然存在。因此,在摘除宫颈息肉后,还应对宫颈的慢性炎症予以治疗,以防息肉复发。

5. 为什么说已婚妇女应当心宫颈息肉？

宫颈息肉主要是由于慢性炎症的长期刺激,促使宫颈管局部黏膜过度增生,加上子宫有排除异物的倾向,使增生的黏膜逐渐自基底部向宫颈外口突出而形成息肉。息肉多属于良性,但有时也可能是宫颈癌的一部分,故须特别注意。

宫颈息肉的发生,除炎性刺激外,还与性生活和分娩等因素有关,已婚妇女占患者的 98％以上。因为有三分之一以上的患者症状不明显,即使有炎症大多很轻微,阴道出血也是星星点点,所以宫颈息肉易被人们所忽略。有的患者的症状是在性交或剧烈运动甚至腹压增高之后,有出血的情形。还有的患者平时可能有黄色白带,多有异味,或白带中带有血丝。

宫颈息肉的预防,关键是要保持外阴清洁,积极防治阴道炎及宫颈糜烂。对已婚男女,在每次性生活前,各人都应清洗外阴,尤其男方要清除包皮垢,以免将其中的病菌带入阴道。平时要勤晒被褥,并经常换洗内衣裤。还要加强体育锻炼,提高机体抗病能力。

6. 为什么说宫颈息肉对孕产都有不良影响？

对于需要生育的女性来说,所关心的问题就是宫颈息肉会不会影响怀孕和分娩。对于怀孕,自然会有不利的影响。位于宫颈口的息肉,会阻碍部分精液进入宫腔,精子量必然减少,就会降低受孕率。宫颈息肉的本质是慢性子宫颈炎症,往往产生许多炎性分泌物。这些含有大量的红、白细胞和致病菌的分泌物可破坏阴道的生理环境,使精子活力降低,生存时间缩短。宫颈息肉还会导致宫颈口的黏液形成黏液栓,从而阻碍精子进入宫腔。

宫颈息肉对分娩也有一定的不良影响。如果发现宫颈息肉应该及时施行息肉摘除术,时间应该在分娩前 1 个月之前。若摘除不久便分娩,初愈的伤口会因宫颈口扩张而发生轻微出血。若摘除时间较长,伤口愈合好,则不会出血,只要切除干净对生育没有影响。

7. 宫颈息肉西医如何治疗?

宫颈息肉一经发现,即应手术摘除。宫颈息肉摘除术比较简单,碘伏消毒阴道、宫颈后,用止血钳夹住息肉蒂根部旋转取下即可。手术无痛苦,术后创面上用赛霉胺药粉,并用棉球压迫以消炎止血。息肉较大、蒂较粗者,摘除后断端可用电灼止血。摘除的息肉无论大小,都要做病理检查,因为宫颈息肉有 $0.2\% \sim 0.4\%$ 的恶变率,虽然很低,也不要因麻痹大意而漏诊。

另外,息肉虽然摘除,但宫颈的炎症并未彻底消除,因此息肉还有可能复发,患者需要定期复查。

8. 宫颈息肉单纯使用药物治疗可以吗?

宫颈息肉是临床上妇科的一种常见病,由于宫颈息肉有一定的恶变可能,故一经确诊,就要及时治疗,以减少恶变发生率。宫颈息肉单纯药物治疗,效果不是很理想。在治疗中,以手术摘除息肉为主,同时配合中药治疗。但在手术摘除息肉后,炎症病灶并未根除,仍有复发的可能,此时应以中药内服、外治以消除症状为本,这样将会收到更好的疗效。

9. 宫颈息肉的中医疗法有哪些?

宫颈息肉是慢性炎症的结果,而息肉增大是由于性交及炎症的反复刺激,以致发生感染或血性分泌物增多,这时宫颈息肉为病之本,而赤带为病之标。故在治疗中,应以手术摘除息肉为主,同时配合中药治疗。

在临床治疗中,实证用清热利湿法,可选择止带方加减。方药:猪苓、茯苓、车前子(包煎)、泽泻、茵陈、赤芍、牡丹皮、黄柏、栀子各15克;血带加白茅根、炒槐花各20克。虚证则用滋阴清热、利湿止带法,可选择知柏地黄汤加减。方药:五味子、麦门冬、熟地黄各15克,山药20克,山茱萸、泽泻、牡丹皮、黄柏、知母各15克。带中有血丝者,加生地榆、仙鹤草各20克。

在给予内服药的同时,还应配合外治法以加强疗效。例如,外用药物中的妇宁栓(中成药),具有清热解毒、燥湿止带、祛腐生肌、化瘀止痛的功效,适用于湿热型的子宫息肉。每晚1次,每次1枚,纳入阴道。云南白药,具有活血化瘀、消炎散肿之功,可用于局部,以治疗宫颈息肉所致之赤带。

另外,还可配合针刺疗法。取穴:足三里(双)、中极、带脉(双)、少冲(双)。手法:用毫针,带脉穴向下斜刺,针2.0~2.5寸(同身寸,下同);中极穴针1.0~1.5寸;足三里穴以得气为度。均用平补平泻法,留针30分钟。少冲穴针1~2分深,重刺激,不留针。隔日针1次。

10. 宫颈息肉如何预防?

宫颈息肉是可以预防的。

最主要的是要搞好清洁卫生,要经常清洗外阴,防止阴道炎症和宫颈糜烂。由于阴道有良好的"自洁"功能,清洗时一般无需药物,也不必用肥皂等洗涤剂,每日用温开水冲洗外阴1次即可。

应引起注意的是,性生活之前,男女双方均应清洗外阴,男性阴茎包皮过长者更应彻底清洗,以防细菌、支原体、衣原体等"悄悄"侵入。

另外,勤晒被褥,穿棉织品内裤,勤洗勤换,都是积极的预防措施。

五、宫颈白斑

1. 什么是宫颈白斑？

宫颈白斑是子宫颈阴道部出现的一种灰白色不透明的斑块状病变,随着对子宫颈癌前病变和早期癌的深入研究及阴道镜的广泛应用,人们发现宫颈癌的发生与宫颈白斑有一定的相关性,因此逐渐引起了人们的重视。

白斑是一种黑色素细胞退化死亡的现象,是一种常见的色素退化消失的问题,全身到处都可能发生。一般身体两侧都会出现,呈现乳白色斑块。常见侵犯部位包括脸部、嘴唇、手部、手臂、腿部、生殖器。

宫颈白斑的发病率约为 4‰,近年来更有上升的趋势。至于是什么原因引起的白斑,专家认为可能与体内雌激素的含量过高,或因为宫颈炎等对局部的慢性炎症刺激,导致宫颈表皮的异常增生、角化有关。

宫颈白斑是容易癌变的。一般发生白斑的部位,其癌变率都很高,如声带白斑,也有癌前病变的可能,所以有人认为,宫颈癌的致癌因素与宫颈白斑的发生可能有直接的关系。

2. 宫颈白斑有哪些症状？

单纯的宫颈白斑通常没有症状,如果合并有宫颈糜烂或宫颈内膜外翻时,则白带增多,会有血性分泌物出现在阴道里,或者有接触性出血的现象。一些女性也是诊查其他疾病,进行阴道宫颈的视诊观察时,才发现宫颈局部有白色斑片状区域。白斑一般大小、形态不一,病灶小,直径不超过1厘米,可单个或多个出现,个别病例的白斑能超越子宫颈达阴道穹隆。白斑的表面为灰白色或仅比周围粉红黏膜稍发亮,边缘有的整齐,界限清楚,有的则不整齐,用棉签易将白斑的表面擦去,底部呈现点状出血。

3. 宫颈白斑的病因病理是什么?

(1)宫颈白斑的可能病因

①内分泌失调。体内雌激素含量增高,以致宫颈表层上皮异常角化。

②局部刺激。如慢性宫颈炎症、阴道滴虫的影响等。中山医科大学曾在700例宫颈糜烂活检病理临床分析中,发现宫颈白斑37例,占5.2%,可见在慢性宫颈炎的病例中,发生率显著增加。

③其他因素。据文献报告,宫颈白斑偶与非典型增生、原位癌或早期浸润癌并存。认为宫颈白斑的发生,可能与宫颈癌的致癌因素有关。

(2)宫颈白斑的病理改变　大体观察,可见宫颈表面有白色不透明斑片状区域,大小、形态不一,一般病灶较小,直径不超过1厘米。

镜下所见有以下特征:①白斑的表层出现过度角化或不全角化。②上皮细胞增生、肥大,伴有棘细胞层增厚。③颗粒细胞层增厚,上皮脚延长、增宽。④上皮层下间质有圆形细胞及淋巴细胞浸润。有人根据组织形态特点,将宫颈白斑分为两级,宫颈上皮表面仅有2～3层角化或不全角化,其下之棘细胞及基底细胞层保持正常状态或呈良性增生者,为白斑Ⅰ级;角化层下的上皮细胞增生不典型者,为白斑Ⅱ级。

4. 宫颈白斑如何进行诊断?

(1)局部视诊　通过宫颈局部仔细观察,可发现白色斑块区域,但肉眼不能辨别出不全角化病变。

（2）碘液试验　由于上皮角化或不全角化缺乏贮存糖原能力,涂碘局部不着色,借此能发现病变的范围。但碘试验为非特异性,如宫颈糜烂、外翻或癌前病变等亦呈阳性。

（3）阴道镜检查　应用阴道镜放大来观察宫颈病变,显然比肉眼观察发现宫颈白斑要容易得多。上海第二医科大学曾做阴道镜检查1 000例,发现宫颈白斑79例,占7.9％。根据局部视诊、碘试验及阴道镜检查,一般不难做出宫颈白斑的诊断。但更重要的是发现白斑后应进一步检查,避免遗漏与白斑并存的宫颈早期癌变。据文献报道,阴道镜下的各类白斑,是早期宫颈癌的重要表现。例如,有人在105例原位癌阴道镜所见有异常改变的60例中,以各类白斑者占多数（36例）。对宫颈白斑,应做活组织检查,以排除早期癌的存在。

5. 宫颈白斑西医如何治疗？

由于宫颈白斑为良性病变,故一般在排除宫颈恶性病变后,可做宫颈电熨或冷冻治疗。对伴发重度宫颈糜烂者,可考虑宫颈锥形切除,并做病理连续切片检查,确定有无早期宫颈癌,以便及时采取进一步治疗。对无症状的患者,可严密观察,定期随访。

6. 宫颈白斑中医如何治疗？

根据中医学的观点,宫颈白斑在与宫颈糜烂并见时,其临床表现,除宫颈阴道部有白色不透明的斑片状病变外,还可见有白带增多,并且色黄,或赤白相间,质稠、气臭等症状,中医辨证即属于湿热下注。

在治疗方面,中医强调疏肝健脾,除湿清热,选用龙胆泻肝汤加减方。

在内服药的同时还需配合外治药,较常用的如雄黄、儿茶、蛇床子、苦参、秦皮、白鲜皮、土槿皮、莪术等。把这些药物经消毒灭菌处理后，涂在宫颈白斑处，不仅可以达到消炎、去腐生肌的目的，而且还具有阻止与破坏局部肿瘤细胞增生的作用，从而体现出中医"不治已病治未病"的治疗原则。

六、宫颈肥大

1. 什么是宫颈肥大？有何症状？

宫颈肥大是慢性宫颈炎的一种，是由病原体感染宫颈黏膜引起的炎性改变。引起宫颈肥大的病原体有支原体、衣原体、细菌、病毒。应到医院妇科做宫颈分泌物的检查，根据检查结果对症治疗。必要时做宫颈液基薄层细胞 TCT 的检查，可排除宫颈的早期癌变。单纯的宫颈肥大不会影响怀孕，但严重的宫颈炎，可引起子宫内膜炎、输卵管卵巢炎、输卵管粘连、阻塞，导致不孕不育。

宫颈肥大的主要临床症状为白带增多。另外，由于结缔组织增生及炎症沿宫颈旁或经宫骶韧带向盆腔扩散，故患者经常主诉有腰骶部疼痛或会阴部坠胀感，这是宫颈肥大比较突出的两个症状。

2. 引起宫颈肥大的原因有哪些？

引起宫颈肥大的原因主要有：

（1）慢性炎症长期刺激　使宫颈充血、水肿，宫颈腺体和间质发生增生而导致宫颈不同程度的肥大。

（2）宫颈腺体的深部黏液潴留　形成大小不等的囊肿，使宫颈变得肥大。肥大的宫颈表面由于损伤或炎症刺激也可以出现鳞状上皮脱落、柱状上皮增生而形成糜烂。

当炎症经过治疗后，宫颈局部充血水肿消退，宫颈表面重新被鳞状上皮覆盖，又恢复为光滑状。但是，增生的结缔组织并不消退，依然存在，故宫颈仍维持其肥大的外观。

宫颈肥大有时可比正常宫颈增大 2～4 倍,宫颈表面可以是光滑的,也可有糜烂。宫颈质地一般较硬,这是由于纤维结缔组织增生所致。

3. 宫颈肥大的西医治疗措施有哪些?

(1)物理疗法　适用于宫颈肥大的中度和重度糜烂,是目前疗效较好、疗程最短的方法,一般只需一次即可治愈。

①电熨术。用电熨头接触糜烂面,使组织凝固,形成痂皮,约 2 周后痂皮开始脱落,创面愈合一般需 6～8 周。手术应在月经净后 3～5 天进行。有附件炎者忌用。治疗后白带可暂增多或出血。如出血较多,可用消毒纱布压迫止血,24 小时后取出。缺点是有时因瘢痕收缩致宫颈狭窄。

②冷冻疗法。用液氮快速降温装置,将探头置于糜烂面 1～3 分钟,自然复温后取出,使病变组织冷冻坏死。治疗后 2～3 周可流出很多水样分泌物。优点是出血及宫颈狭窄较少发生。

③激光治疗。激光使糜烂组织炭化结痂,愈合过程同前两种治疗方法。

物理疗法术后,多有大量黄水样白带自阴道流出,时间长短不一,应保持外阴清洁,一般需 6～8 周痊愈。在创面未完全愈合前,应避免盆浴、性交和阴道冲洗。术后可每周复查 1 次,观察愈合情况。注意有无宫颈狭窄,如有,可用宫颈扩张器轻轻扩张。

(2)药物治疗　适用于宫颈肥大的轻度糜烂,方法如下:

①10%～30%硝酸银溶液或 10%碘酊。用棉签蘸药小心地涂搽患处,用硝酸银后,应以生理盐水涂搽,使多余硝酸银成为无腐蚀性氯化银。每周 2 次,4～6 次为 1 个疗程,必要时可重复。

②重铬酸钾液。用棉签蘸药小心地抹患处,于月经净后上药 1 次,在下次经后可重复 1 次,对糜烂面较大者,有时效果较好。涂药前,先用 0.1%苯扎溴铵拭净宫颈黏液,后穹隆置棉球 2 个,

防药物灼伤阴道黏膜。涂完后取出棉球,再用75%酒精棉签揩拭涂药区(配方:重铬酸钾10克,浓硫酸75毫升,加水至100毫升)。

(3)手术治疗　对宫颈肥大、糜烂面深广且涉及颈管者,以及疑有恶变者,可做宫颈锥形切除。切下组织送病检。此法瘢痕较小,术后宫颈能保持原状。

4. 宫颈肥大的中医治疗方法有哪些?

(1)中医辨证施治

①湿热下注。症见带下量多,色黄或夹血丝,质稠如脓,臭秽,阴中灼痛肿胀,小便短黄,舌质红、苔黄腻,脉滑数。

治法:清热利湿止带。

方药:猪苓、土茯苓、赤芍、牡丹皮、败酱草各15克,栀子、泽泻、车前子(包)、川牛膝各10克,生甘草6克。水煎服,每日1剂。

②脾肾两虚。症见带下量多,色白质稀,有腥味。腰膝酸软,纳呆便溏,小腹坠痛,尿频,舌质淡、苔白滑,脉沉缓。

治法:健脾温肾,化湿止带。

方药:党参、白术、茯苓、生薏苡仁、补骨脂、海螵蛸各15克,巴戟天、芡实各10克,炙甘草6克。水煎服,每日1剂。

(2)中成药治疗

温经白带丸:口服,水蜜丸每次6~9克,大蜜丸每次1丸,每日2次。

抗宫炎片:口服,每次4片,每日3次。孕妇忌服。

(3)宫颈敷药法

①蒲公英、紫花地丁、蚤休、黄柏各15克,黄连、黄芩、生甘草各10克,冰片0.4克,儿茶1克。研成细末,敷于宫颈患处,隔日1次。

②双料喉风散。先擦去宫颈表面分泌物,再将药粉喷撒于患

处,每周 2 次,10 次为 1 个疗程。适用于各种宫颈肥大。

③养阴生肌散。清洁宫颈,将药粉喷撒于患处,每周 2 次,10 次为 1 个疗程,适用于各种宫颈肥大。

(4)阴道灌洗法 野菊花、苍术、苦参、艾叶、蛇床子各 15 克,百部、黄柏各 10 克。浓煎 20 毫升,进行阴道灌洗,每日 1 次,10 次为 1 个疗程。适用于各种宫颈肥大。

5. 宫颈肥大患者生活中有哪些注意事项?

平时生活中的注意事项:

一是养成一个良好的生活习惯,保持情绪稳定。

二是饮食清淡,禁辛辣食物,多吃新鲜的水果及蔬菜。

三是要穿棉质内衣,透气好,细菌不易繁殖。

四是内衣要勤洗,在阳光下暴晒,杀菌,消毒。

另外,一旦患有此病,建议患者及时去医院诊治。

七、宫颈腺体囊肿

1. 什么是宫颈腺体囊肿？有何症状？

宫颈腺体囊肿是慢性宫颈炎常见的一种表现。

宫颈糜烂愈合过程中,新生的鳞状上皮可覆盖宫颈腺管口或伸入腺管内,将腺管阻塞,腺管周围的结缔组织增生或瘢痕形成,也可压迫腺管使腺体分泌物的引流受阻,使腺体内的分泌物不能外流,从而潴留在腺体内形成大小不等的囊肿。表现为多个青白色的小囊泡,一般小而分散,突出于宫颈表面,内含无色胶冻状物。若感染,小囊泡即形成外观呈白色或淡黄色的小囊肿,它不属于肿瘤。

宫颈腺体囊肿的临床表现是:检查时可看到宫颈表面突出多个大小不一的青白色囊泡(并非紫色),内含黏液,小的有米粒大,大的有玉米粒大,有的可长得很大,突出于宫颈表面,甚至到达阴道口,根部与宫颈之间有蒂相连,常合并有宫颈肥大。

2. 宫颈腺体囊肿如何用 B 超进行诊断？

宫颈腺体囊肿是妇科超声诊断中的常见病。近年来,随着超声诊断技术的发展,宫颈腺体囊肿的检出率明显增加。资料显示,随着年龄的增长,宫颈腺体囊肿的检出率也逐渐增加,尤其是 50 岁以上发生率明显增高。

宫颈腺体囊肿是慢性宫颈炎的一种病理表现。在炎症愈合过程中,新生的鳞状上皮覆盖宫颈腺管口或伸入腺管,将腺管口阻塞。腺管周围的结缔组织增生或瘢痕形成压迫腺管,使腺管变窄甚至阻塞,腺体分泌物引流受阻、潴留形成囊肿。囊肿大小不等,一般较小而分散。可单独出现,亦可多个出现。可发生于宫颈的任何部位。由于在妇科检查中,只能发现位于宫颈外口处的囊肿,而应用B超可以显示宫颈各个部位的囊肿,其囊肿检出率可高达100%。所以,B超检查提高了临床诊断率,亦为临床治疗提供了方便。

部分宫颈腺体囊肿的患者无临床症状,在查体时偶然发现,不需特殊治疗。如果腺体囊肿较大,有白带增多及性交后出血等不适需及时治疗。

3. 宫颈糜烂与宫颈腺体囊肿如何辨别?

宫颈糜烂是一种很常见的慢性宫颈炎症,它并不是真正的糜烂,是由于患慢性宫颈炎后,子宫颈深部组织存在的炎症不易被消除,宫颈表面的鳞状上皮因发生营养障碍而脱落,剥脱面逐渐被由颈管增生而来的柱状上皮所覆盖。由于柱状上皮非常薄,可以透见下面的血管及红色的间质,使糜烂面呈红色,与周围的正常鳞状上皮有清楚的界限。

宫颈腺体囊肿是在宫颈糜烂愈合过程中,新生的鳞状上皮覆盖宫颈腺管口或伸入腺管,将腺管口阻塞。腺管周围的结缔组织增生或瘢痕形成压迫腺管,使腺管变窄甚至阻塞,腺体分泌物引流受阻、潴留形成囊肿。检查时见宫颈表面突出多个青白色小囊泡,内含无色黏液。

4. 盆腔积液与宫颈腺体囊肿如何辨别?

盆腔积液就是盆腔存在炎性渗出物,可发生在子宫内膜发炎后,内膜组织肿胀的细胞中渗出的略黏稠的液体,被周围组织包裹所渐渐形成的囊性包块。如果不加以治疗的话,可以慢慢增大。太大了,药物就不能消除了,需要手术切掉。盆腔积液可以彻底治愈,但必须在查清致病菌的基础上,才能够有效治疗。

除了女性因生理特点有正常的盆腔积液外,病理性的盆腔积液多是盆腔炎或子宫内膜异位症。盆腔炎的原因多与患者不良卫生习惯有关,如经期、产后一月内有性生活,妇科手术后一月内洗盆浴等。人工流产、引产消毒不严引起的医源性感染,也可引起盆腔积液。因盆腔炎症引起的积液最好做后穹隆穿刺检查,鉴定一下液体性质。如有慢性感染病灶,可能是妇科系统如卵巢、输卵管的炎症,也可能由结核或者肿瘤引起。盆腔炎要早治,拖久了会影响生育。

要确定盆腔炎的致病菌,应通过特殊的化验检查,然后对症用药。如果怀疑是结核性的,应抗痨治疗。抽取积液是检查或对症治疗手段,但不应常用。因为单纯抽积液不但不会治好盆腔积液,还会使积液增多。

宫颈腺体囊肿属于慢性宫颈炎的一种,是由于宫颈糜烂愈合过程中,新生的鳞状上皮覆盖了宫颈腺管口,或因周围结缔组织增生挤压子宫颈腺管,致使腺体分泌物潴留,在宫颈表面形成单个或多个白色小囊肿。

5. 宫颈腺体囊肿治疗方法有哪些?

由于宫颈腺体囊肿是炎症,并不是肿瘤,就不那么严重。但需要强调的是,慢性宫颈炎与宫颈癌关系非常密切,在长期炎症刺激下,少数慢性宫颈炎患者具有恶变倾向,故仍需高度关注。

主要是每年都要做宫颈涂片检查,除外宫颈癌及癌前期疾患。

(1)对宫颈腺体囊肿的处理原则

①对于散在的比较小的宫颈腺体囊肿一般不需治疗,只要每年检查即可。

②对于密集的较小或比较大的囊肿,可考虑激光、微波、自凝刀等物理治疗。

③对于较大的突出于宫颈表面的,可考虑电刀切除治疗。

治疗子宫颈腺体囊肿并不难,一般先要检查清楚哪一种病菌感染引起了宫颈炎,检查清楚后针对感染进行相应的治疗。对于不易消退的囊肿,可以先将其刺破,之后再用激光、冷冻等方法将其烧掉。

(2)治疗宫颈腺体囊肿的具体方法

①药物腐蚀。擦洗净宫颈表面,用干纱布块保护阴道穹隆及阴道壁,用棉棒蘸取 10％～20％硝酸银或重铬酸钾溶液,涂于糜烂面上,再用生理盐水反复擦洗。于月经干净后 5～7 天上药,硝酸银每个月上药 1～2 次,2～4 次为 1 个疗程。重铬酸钾每个月上药 1 次。这两种药有较强的腐蚀作用,必须在医院使用。

②奥平栓治疗法。奥平栓又称 α-干扰素栓(因其主要成分是α-干扰素)。用法:患者月经干净后 2～3 天,临睡前取仰卧位,将一枚奥平栓用推助器置入阴道后穹隆,隔天 1 次,6 次为 1 个疗程,下个月月经干净后 2～3 天复查。共用药 1～3 个疗程。用药期间禁性生活。总有率效达到 95.3％。有使用方便、不良反应小的特点。

③超高频电波刀(LEEP 刀)、凝固刀射频消融术。对糜烂面比较大、久治未愈的囊肿,可选择此法,一次性治愈,术中创伤小,术后不留瘢痕,是目前最先进的一种方法。

④物理治疗。是目前较好的治疗方法,适用于中、重度子宫颈糜烂患者。方法有电熨、冷冻、激光等。由医生根据糜烂程度和面积及患者全身情况选用。创面愈合需 4～8 周,术后注意保持外阴清洁,创面未愈合前禁性交、盆浴。方法的选择:因宫颈糜烂与宫颈癌的发生有密切关系,故患宫颈糜烂者应积极治疗。

治疗一般不会影响生育,但如果子宫颈处形成瘢痕就会影响自然分娩。上述治疗方法均无太大痛苦,也基本不会影响日常的工作和生活。

八、子宫脱垂

1. 什么是子宫脱垂？

正常情况下，子宫深居在阴道上方，骨盆腔的中央，位置前倾，子宫颈距离阴道口6～8厘米。子宫能保持这一位置主要是由于骨盆底部的肌肉、筋膜的支持和附着在子宫上的几对韧带悬吊的结果。如果这些支持组织受到损伤或削弱，子宫就会沿着阴道向下脱出，医学上就称子宫脱垂。

子宫下移，子宫颈尚在阴道口内，称为Ⅰ度脱垂；宫颈已脱出阴道口，而子宫体还未完全脱出的，称为Ⅱ度；子宫完全脱出阴道口外的，称为Ⅲ度脱垂。子宫脱垂常伴有阴道壁的膨出。子宫脱垂的主要症状为下坠感，Ⅱ或Ⅲ度脱垂可自觉有肿物自阴部脱出。多在劳动、下蹲、排便时出现。随着病情发展，肿物逐渐增大，和衣物摩擦，往往发生溃烂。有阴道壁膨出时，可能出现排尿、排便困难及尿失禁。

中医学将子宫脱出称"阴挺"、"阴脱"、"阴茄"、"阴疝"等。

2. 子宫脱垂的症状和体征有哪些？

子宫脱垂的临床症状以子宫脱出为主要表现，由于病情轻重不同和个体差异，子宫脱出程度有所不一，或者伴有其他症状。

（1）阴道内脱出物　轻度者，在久站、久蹲或大便用力后子宫脱出外阴口或阴道壁膨出于外阴口，经平卧休息后能自动回纳；中度者，子宫颈脱出阴道外，或宫颈及部分宫体脱出于阴道外，或有部分阴道壁膨出阴道外；重度者，宫颈及宫体全部脱出于阴道外,并伴阴道壁全部膨出于阴道外。阴道内脱出物严重者,由于行走活动时与衣裤摩擦而感不适,或发生溃疡、感染、局部渗出物增多,偶有创面出血。

(2)腰骶部酸痛 以骶部为甚。其疼痛的特点为劳动后出现,卧床休息后,疼痛即可消失,疼痛的轻重与子宫脱垂的程度不一致。

(3)下腹、阴道、外阴部坠胀感 与子宫脱垂程度轻重有关,子宫脱垂越重,则这种下坠感愈强烈。多在久站、走路与劳动时加重,卧床休息可以减轻或消失。

(4)其他症状

①排尿困难或尿失禁。由于膀胱膨出严重,膀胱底部的静脉压较高,压迫尿道则出现不能自动排尿;当子宫脱垂患者大笑、咳嗽、喷嚏等导致腹腔压力突然增加,常引致尿液失控而外溢。

②排便困难、肠胀气。因子宫脱垂伴有严重的直肠膨出,使粪便堆积于直肠袋内,出现肠胀气、排便困难、便秘。

③阴道分泌物增加。一是因为脱垂的子宫、宫颈或膨出的阴道壁暴露于外阴,局部组织因摩擦刺激而增厚,黏膜上皮高度角化,使受损处循环及营养障碍而发生糜烂、溃疡、继发感染等,使分泌物增多;二是因为子宫脱垂后造成局部血液循环障碍,宫颈黏膜及黏膜下充血、水肿及增厚,宫颈淋巴回流障碍,使宫颈肥大、变长,使阴道分泌物增多。

④月经量多。因为子宫脱垂使局部血循环障碍,子宫肥大、子宫内膜肥厚、卵巢增大下垂而出现月经量过多。

⑤不孕。由于慢性宫颈炎和性交后对精子正常沉积的干扰而致。

子宫脱垂的典型体征是子宫体为后倾后屈位,子宫的生理位置下降。Ⅰ、Ⅱ度子宫脱垂时,子宫体维持在盆腔入口以上,Ⅲ度脱垂者,子宫体脱出于阴道口外。子宫颈延长的表现,Ⅰ度者宫颈延长超过坐骨棘水平,但未脱出于阴道口;Ⅱ度者,宫颈管已达阴道口或已脱出于阴道口外;Ⅲ度者,脱出于阴道外的宫颈管并无明显伸长。

子宫脱垂同时可有阴道壁、膀胱、直肠膨出。阴道壁轻度膨出时不膨出于阴道处女膜环处,如果阴道壁全部膨出,则可诊断为重度,中度则介于轻、重之间。如果有膀胱膨出时,视诊可见阴道前壁有不同程度的半球形物膨出,触诊膨出物呈柔软感。直肠膨出时可在阴道后壁中段触及球形膨出;肠膨出时则可在阴道后壁后穹隆部触及球形膨出物。

3. 子宫脱垂的诊断要点是什么?

一是阴道坠胀感波及腰骶部,伴疼痛不适,劳累及久站后更明显。

二是自觉有块状物自阴道脱出,轻者可回复,重者不能回复。

三是根据脱垂程度不同,伴有膀胱或直肠膨出,可出现尿频、排尿困难、尿失禁或大便困难等症状。

四是应与直肠、膀胱膨出,阴道壁囊肿或肿瘤,子宫黏膜下肌瘤,子宫内翻症等疾病相鉴别。

4. 子宫脱垂的病因有哪些?

(1)西医学认为,子宫脱垂的主要病因

①分娩损伤。分娩时子宫口尚未开全,产妇即向下屏气用力,急产、滞产、巨大胎儿,第二产程延长,阴道助产手术,使支持子宫的组织过度伸展或撕裂,尤其是提肛肌的损伤,加上产时未及时修补,或产后又未注意休息,甚至参加重体力劳动,都是造成子宫脱垂的重要原因。

②卵巢功能减退。更年期或绝经期后,卵巢功能减退,雌激素水平减低;或雌激素缺乏,生殖器官萎缩,组织缺乏弹性,使得子宫

诸韧带及盆底组织松弛而产生子宫脱垂。

③先天发育异常。由于先天发育缺陷,组织薄弱并缺乏张力,如盆底组织及子宫各韧带先天性发育不良、松弛无力而发生子宫脱垂,这是在未婚、未育的年轻妇女中发生子宫脱垂的主要原因。

④营养不良。因营养缺乏,使体质虚弱,肌肉松弛,盆底肌肉、筋膜、韧带变薄弱,张力低下而发生子宫脱垂,这类病人在患子宫脱垂的同时,常伴有胃下垂、肾下垂及腹壁松弛、肠松弛等表现。

⑤腹内压力增加。因慢性咳嗽、习惯性便秘、慢性腹泻,或长期从事重体力劳动、蹲位、站立位工作等,均会使腹内压增加,形成高腹压状态,而促使子宫脱垂或加重子宫脱垂,故亦为子宫脱垂的重要原因之一。

以上几种说法均具有一定的理论基础或临床客观依据,但是子宫脱垂的形成通常是多种综合因素所造成。

(2)中医学认为,子宫脱垂的病因

①气虚。产妇临盆过早、产程延长,或临产用力太过,或产后操劳过早;或久病大病、久咳、久泻等致脾气虚弱,生化无源,肌肉筋脉失于濡养而松弛,以致阴挺下脱;或脾虚气弱、中气下陷,任、带二脉失于提摄而致阴挺下脱。

②肾虚。房事不节、产育过多过密,或先天不足,或年高体弱等致肾气亏耗,封藏失司,任带不固;或肾阳虚弱,胞宫失于温煦,或肾阴不足,胞脉失于滋养致胞宫脱垂。

③湿热。因脾虚失运,水湿停滞,郁久化热;或七情所伤,肝失条达,水湿不行,郁久化热,湿热下注,气血运行不畅,肌肉筋膜失养而松弛,胞宫失固而下脱。

总之,中医学认为子宫脱垂以气虚肾虚不摄致胞宫脱出为发病之关键,故治疗当以益气升提、补肾固脱为基本法则。

5. 为什么老年妇女子宫脱垂发病率高?

有关统计表明,子宫脱垂病人的年龄分布,绝经后期占61.3%。一般认为,60岁以上妇女约1/4患有不同程度的子宫脱垂,其中10%无自觉症状。有的患者小腹、阴道、会阴部有压迫和下坠感,自觉肿物从阴道脱出,开始时仅在行走或劳动时症状加重,卧床后消失。继之肿物终日脱出在阴道外,需用手还纳方能复位。老年患者多数伴有排尿不畅或尿失禁。

绝经后子宫脱垂发病率上升的原因主要是卵巢功能减退,雌激素不足,使盆底肌肉张力下降,盆底筋膜坚韧度减退,子宫韧带失去弹性,整个盆底支持组织松弛无力。此外,随着年龄的增长,雌激素缺乏使生殖器萎缩,子宫肌层变薄,体积缩小,易从阴道中脱出。也有些老年妇女年轻时就有子宫脱垂,由于程度尚轻,没自觉症状,绝经后逐渐加剧,症状越来越明显,有的子宫脱垂伴有尿道脱垂、膀胱膨出等症状。对于较重的Ⅱ度和Ⅲ度子宫脱垂应及时到医院诊治。对于较轻的子宫脱垂可采取支持疗法,加强营养,增强体质,避免超负荷体力劳动。也可在医生指导下使用子宫托或采用中药及针灸治疗。

6. 子宫脱垂的西医疗法有哪些?

(1)雌激素阴道塞药 乙烯雌酚0.5毫克,磺胺噻唑0.25克。每晚1次塞入阴道,20天为1个疗程,间隔10日后再继续应用。适用于老年及闭经的子宫脱垂病人。

(2)子宫托 Ⅰ、Ⅱ度子宫脱垂者可选择适合自己型号的中托每日晨放入阴道,晚上取出洗净翌日再用。月经期间停止使用。具体使用方法:

①子宫托种类。目前常用的子宫托为塑料制蘑菇式。按托盘大小分为大、中、小3号(直径或横径分别为6、5、4厘米)。托盘又

分为圆形与椭圆形两种。使用最多的为中号。托柄长约 5 厘米，向前弯曲以适合阴道弯曲度。子宫托治疗在于利用肛提肌的耻骨尾骨肌束将子宫托盘支撑于阴道穹隆部，阻止子宫颈下降，维持子宫颈在坐骨棘水平，托柄平阴道口。轻症者，无须另加其他支持物，若阴道过于松弛，则须用月经带支持托柄，或在托柄上端穿带或塑料绳，前后固定于腰带上，以免掉出。

②托号选择。以稍大于耻骨尾骨肌裂隙为宜，一般裂隙横径以 4 厘米最多，故多采用中号子宫托。经过一段时间，耻骨尾骨肌逐渐恢复其弹力，脱出部复位后组织水肿消失，重量减轻，子宫即可不再脱出。

③使用时间。一般为晨起劳动前放托，晚间取出，洗净。月经期最好不用。塑料托表面光滑，遇酸碱不易变质，对组织刺激性小。上托后，症状即消失，可参加各项劳动而无痛苦。如能配合针灸、中药治疗，效果更好。重症子宫脱垂阴道过度松弛者不宜用托。

④放托方法。先将手洗净，病人半卧于床上或蹲在地上，两腿分开，一手握托柄，将托柄靠近会阴肛门处，使托盘取水平位进入阴道。如为椭圆形托，须使托盘的窄端先进入阴道口内，逐渐将托柄向上旋转，使托盘全部进入阴道内，再转动托柄使其弯度向前。

（3）**手术治疗**　如子宫脱垂严重，且伴有膀胱膨出或直肠膨出，经各种治疗无效者，可选用适当的手术治疗。

适用于有条件施行手术而又无禁忌证存在的患者。手术治疗是纠正盆底组织、筋膜和韧带的病理状态，纠正子宫位置异常，改进肛提肌功能的有效手段。其手术方法主要有以下几类：

①阴道前后壁修补术。本手术简单、安全、经济、有效，可在局麻下进行，手术时间短，术式简单，出血量少，恢复快。

②阴道前后壁修补及子宫颈切除术。本手术适宜于子宫脱垂并宫颈延长及肥大者。

③经阴道子宫切除术及阴道前后壁修补术。本手术适宜于子

宫脱垂并有子宫颈上皮不典型增生者,或功能失调性子宫出血,或小于 3 个月妊娠的子宫肌瘤,或伴有阴道上皮角化严重,子宫不能还纳的患者。

④阴道闭合术。又称阴道中隔形成术,分为部分闭合术和全闭合术。适宜于老年妇女、不需要保留性生活而且宫颈无恶变可疑者。

7. 子宫脱垂中医如何辨证分型治疗?

(1)气虚

治法:补中益气,升提胞宫。

方药:补中益气汤加减。党参 12 克,黄芪 15 克,白术、白芍各 10 克,升麻 15 克,柴胡 6 克,炙甘草 5 克,陈皮 6 克,当归 12 克,枳壳 10 克,桑寄生 12 克。尿频者,加金樱子 10 克,桑螵蛸 10 克,菟丝子 10 克;便溏者,加炮姜 6 克,淮山药 12 克;便秘者,加火麻仁 10 克,瓜蒌仁 10 克。水煎服,每日 1 剂。

(2)肾虚

治法:补肾培元,固脱提胞。

方药:验方。菟丝子 15 克,淮山药 10 克,熟地黄 10 克,杜仲 12 克,金樱子 12 克,山茱萸 9 克,党参 12 克,升麻 6 克,枳壳 9 克,巴戟天 10 克。便秘者,去巴戟天加肉苁蓉 10 克,制首乌 10 克;带多色清者,加海螵蛸 15 克,菟丝子 10 克,煅牡蛎 30 克;带多色黄者,加黄柏 10 克,椿根白皮 12 克。水煎服,每日 1 剂。

(3)湿热

治法:健脾利湿,清热止带。

方药:参苓白术散合四妙丸加减。党参 10 克,升麻 15 克,苍术、白术各 10 克,茯苓 15 克,薏苡仁 15 克,黄柏 10 克,川牛膝 10 克,知母 10 克,椿根白皮 12 克,败酱草 15 克,生甘草 5 克。水煎服,每日 1 剂。

8. 治疗子宫脱垂的中医传统方剂有哪些?

(1) 补中益气汤(《脾胃论》)加减 人参 10 克(另煎,或党参 30 克),黄芪 30~50 克,当归、白芍、枳壳、益母草各 15 克,陈皮、炙升麻、桔梗、柴胡、诃子肉各 10 克,牡蛎(先煎)30 克,鳖头 1 个,炙甘草 5 克。水煎服,每日 1 剂。主治气虚子宫脱垂。

(2) 举元煎(《景岳全书》)加减 人参(另煎)10~15 克,黄芪 30~50 克,炙升麻 15 克,白术、枳壳各 10 克,益母草 15~30 克,牡蛎(先煎)30 克,炙甘草 5 克,鳖头 1 个。形寒畏冷者,加附子(先煎)、肉桂(后下);白带量多者,加山药、莲子肉、海螵蛸、鹿角霜(先煎);腰酸痛甚者,加杜仲、续断、桑寄生、鹿角霜(先煎);血虚者,加当归、白芍、熟地黄、鹿角胶(烊化)。水煎服,每日 1 剂。主治气虚型子宫脱垂。

(3) 大补元煎(《景岳全书》)加减 人参(另煎,或党参 15~30 克)、杜仲、当归、枸杞子、鹿角胶(烊化)、菟丝子、柴胡各 10 克,熟地黄、炙升麻、芡实、金樱子各 15 克,山药、山茱萸、枳壳各 12 克,炙甘草 5 克。水煎服,每日 1 剂。主治肾虚型子宫脱垂。

(4) 内补丸(《女科切要》)加减 黄芪 30 克,熟附子(先煎)、沙苑子、肉桂(后下)、桑螵蛸、白蒺藜、茯苓、紫菀、柴胡、人参(另煎,或党参 15~30 克)、枳壳各 10 克,鹿茸(研末,分冲)2 克,菟丝子、肉苁蓉、炙升麻各 15 克。水煎服,每日 1 剂。主治肾虚型子宫脱垂。

(5) 举元煎(《景岳全书》)合附桂八味丸(《和剂局方》)加减 人参(另煎)、泽泻、茯苓、肉桂(后下)、附子(先煎)各 10 克,黄芪 30 克,白术、炙升麻、熟地黄、山药、山茱萸各 12~15 克,牡丹皮 6 克。命门火衰者,加熟附子(先煎)、肉桂(后下)、炮姜;腰膝酸痛者,加炒杜仲、续断、桑寄生;腰痛肢冷者,加补骨脂、淫羊藿。水煎服,每日 1 剂。主治肾虚型子宫脱垂。

(6)龙胆泻肝汤(《和剂局方》)合五味消毒饮(《医宗金鉴》)化裁　龙胆草、生栀子、白术、苍术、泽泻、柴胡、黄柏、白芷各 10 克,生地黄、焦车前子(包煎)、金银花、野菊花、蒲公英、紫花地丁、紫背天葵草各 12～15 克,甘草 6 克。水煎服,每日 1 剂。此方主治湿热型子宫脱垂。

9. 治疗子宫脱垂的名家专方有哪些?

(1)升陷汤　柴胡、升麻、知母各 15 克,桔梗 20 克,黄芪、党参各 60 克。水煎服,每日 1 剂,早晚分服。此方治疗子宫脱垂 40 例,有效率 100%。

(2)补气升阳疏肝汤　炙黄芪、潞党参各 100 克,炙升麻、炒续断、炒柴胡、当归、五味子、枳壳各 30 克,金樱子 50 克,罂粟壳、炒白术各 40 克,陈皮 12 克,甘草 18 克,大枣 20 克。随证加减,2 日 1 剂,水煎,分 6 次服。此方治疗重症子宫脱垂 200 例,均痊愈,随访未见复发。

(3)补气益肾方　党参、黄芪、续断、桑寄生、煅龙骨、煅牡蛎各 15 克,升麻、柴胡、杜仲炭、车前子(包煎)、黄柏各 9 克。水煎服,每日 1 剂。本方内服,并配苦参、蛇床子各 15 克,黄柏 9 克,煎汤熏洗。共治疗 18 例,全部痊愈。

(4)升阳举陷方　用升麻 4 克研末,鸡蛋 1 个,顶端钻小孔,将药末放入蛋内搅匀,封口后蒸熟,去壳吃鸡蛋,早晚各 1 个,10 日为 1 个疗程。1 个疗程结束后,停药 2 日再食。此方治疗 120 例,总有效率 96.7%。

(5)收宫散　白胡椒、附片、肉桂、白芍、党参各 20 克,共研细末,加红糖 60 克,调匀后分成 30 包,每天早晚各空腹服 1 包(服药前先饮少量黄酒或白酒),15 天为 1 个疗程。用本方治疗子宫

得了子宫疾病怎么办

脱垂 63 例,经 1 个疗程治疗后痊愈 35 例;2 个疗程痊愈 21 例。显效 4 例,无效 3 例,总有效率为 95.8%。

(6)升麻牡蛎散　升麻 6 克,牡蛎 12 克,水煎服,每日 1 剂,分 2~3 次空腹服。Ⅰ度子宫脱垂服药 1 个月;Ⅱ度子宫脱垂服药 2 个月;Ⅲ度子宫脱垂服药 3 个月为 1 个疗程。用本方治疗子宫脱垂 723 例,服药 1 个疗程 121 例,痊愈 67 例;服药 2 个疗程 227 例,痊愈 124 例;服药 3 个疗程 375 例,痊愈 338 例。总有效率为 94.71%。

(7)升提固脱煎　党参、炒白术、生黄芪、炙黄精、炙龟版、大枣各 15 克,巴戟天 12 克,枳壳 20 克,当归、升麻各 9 克,益母草 30 克。水煎服,每日 1 剂;同时用益母草、枳壳各 30 克,煎取药汁熏洗,早晚各 1 次,每次 5~10 分钟,7 天为 1 疗程。用本方治疗子宫脱垂 20 例,痊愈 15 例,好转 4 例,总有效率 95%。

10. 治疗子宫脱垂的中成药有哪些?

(1)补中益气丸　每日 2 次,每次 6~9 克,吞服。适用于气虚子宫脱垂者。

(2)金匮肾气丸　每日 2 次,每次 6~9 克,吞服。适用于肾气虚弱子宫脱垂者。

(3)龙胆泻肝丸　每日 2 次,每次 6~9 克,吞服。适用于湿热下注子宫脱垂者。

(4)知柏地黄丸　每日 2 次,每次 6~9 克,吞服。适用于肾虚兼有湿热子宫脱垂者。

(5)人参健脾丸　每次 1 丸,每日 2 次。

(6)人参鹿茸丸　每次 1 丸,每日 3 次。

(7)健脾资生丸　每次 9 克,每日 3 次。

· 110 ·

11. 治疗子宫脱垂的单方验方有哪些?

(1)棉花根饮　棉花根 60 克,水煎服。

(2)金樱子根饮　金樱子根 60 克,水煎服,连服 3~4 日。

(3)枳壳升麻饮　枳壳 15 克,升麻 30 克,水煎服。

(4)棉花根枳壳饮　棉花根 30 克,枳壳 30 克,水煎服。

(5)白茅根饮　白茅根 30 克,水煎服,每日 2 次。

(6)枳壳茺蔚子饮　枳壳 30 克,茺蔚子 15 克,红糖适量。水煎服,每日 2 次。

(7)白前山药汤　白前、山药、桔梗、土牛膝、广木香、丹参、花粉各 30 克,山茄、土大黄各 15 克,铁菱角 60 克。水煎服,每日 2 次。

(8)老南瓜蒂汤　老南瓜蒂 6 个。将其对剖开,煎取浓汁,顿服,每日 1 剂,5 日为 1 个疗程。

(9)枳壳汤　枳壳 500 克,加水 1 500 毫升,煎至 500 毫升,入白糖适量,每日服 2 次,每次 25 毫升,饭后服用,10 日为 1 个疗程。

(10)枳实乌梅散　枳实 100 克,乌梅 100 克。共研细末,每日服 2 次,每次 5~8 克。

12. 治疗子宫脱垂的针灸疗法有哪些?

(1)体针疗法

①主穴选维胞、子宫、三阴交,配穴选百会、长强、阳陵泉。膀胱膨出者,加针刺关元透曲骨穴,或针刺横骨(双)穴;直肠膨出者,加针刺提肛肌。每周 2~3 次,2~3 周为 1 个疗程。

②针刺气海、百会、维胞、足三里穴。每日 1 次,10 次为 1 个疗程。主治气虚型子宫脱垂。

③针刺关元、大赫、三阴交、子宫穴。每日1次,10次为1个疗程。主治肾虚型子宫脱垂。

④针刺主穴归来、三阴交,配穴选中极、关元、曲骨、阴陵泉、长强、百会。每次可选1～2个主穴,2～3个配穴,强刺激,不留针,以病人有酸、麻、胀、上提感为适度。每周针2～3次,2～3周为1个疗程。

⑤主穴维胞、子宫、三阴交(维胞、子宫穴强刺激,三阴交穴中度刺激)。配穴:肾虚取长强(补法);气虚取百会、阴陵泉(补法),也可灸百会。隔日针1次,10次为1个疗程。有膀胱膨出者,可针关元透曲骨穴,或斜刺横骨(双)穴;有直肠膨出者,可针提肛肌,有往上抽动感为度。

(2)耳针疗法

①取耳穴子宫、皮质下、交感、外生殖器。垂直刺入,多用单侧。

②取耳穴子宫、皮质下、肾、脾、外生殖器。每日1次,留针20～30分钟,10次为1个疗程。

(3)头针疗法 取头针穴生殖区、运动区、感觉区。先针刺,得气后通电15分钟,10次为1个疗程。

(4)手针疗法 取手针穴三焦点、脾点。毫针刺0.3寸,轻度刺激,留针20分钟。

(5)电针疗法 取子宫、足三里、维胞、中极、三阴交、百会、气海、关元、太冲穴。穴位交替使用,针刺得气后,接电针治疗仪,每次通电15～30分钟,隔日1次,10次为1个疗程。

(6)艾灸疗法 取百会、关元、气海、脾俞、肾俞穴。艾炷灸关元、气海穴,可同时用艾炷直接灸或艾炷隔物灸,直接灸艾炷如麦粒大小,每穴5壮左右。

13. 治疗子宫脱垂的穴位注射疗法有哪些?

(1)多穴交替注射 取气海、三阴交、照海、百会、长强、关元、命门、肾俞、足三里、中极、大椎等穴。用5%当归注射液,每穴注射0.5~1毫升,两侧穴位交替使用,10次为1个疗程。

(2)提托、足三里、三阴交穴注射 将2.5%~5%当归注射液或2%~5%红花注射液,提托穴注入药液10~20毫升,深1.0~1.5寸,每日或隔日1次;足三里、三阴交穴单用5%当归注射液2毫升,每穴注入1毫升。

14. 子宫脱垂如何进行按摩治疗?

(1)基本疗法 患者坐或卧位,医者立其侧,以示、中指相叠按揉头部的百会穴,先顺时针,后逆时针方向各按72次;患者仰卧,医者以单手掌、指提拿中极穴处肌肉10遍;以掌根自耻骨向上行按推法10次,力量要柔和,可使下腹有向上收缩的感觉;以掌根按于耻骨,向上用力施震颤法1分钟,再以指点按提托(关元穴旁开4寸处)、子宫(中极穴旁开3寸处)穴各1~3分钟;以指按揉三阴交、阴陵泉、足三里穴各1分钟,再以示、中指点按会阴穴,宜做振颤法1分钟;以指按揉脾俞、肾俞穴各1分钟,横擦八髎穴处,以热为度。轻度子宫脱垂者,每日可做自我推拿,每次揉百会穴100次,擦揉大椎穴50次,推拿肩井穴50次,揉关元穴100次,按压三阴交穴50次。

(2)随证加减

①子宫下垂伴见食少体倦、肢软无力者,基本手法再加捏脊法。患者俯卧,医者立其侧,自长强穴起,沿着脊柱正中以拇、示指捏拿肌肉,边捏拿边渐行向上至大椎穴止,操作10~15遍。

②子宫下垂伴见头晕不适、心绪不宁者,基本手法再加按揉合

谷、神门、太冲穴各 1 分钟。

15. 治疗子宫脱垂的敷贴疗法有哪些?

（1）贴百会穴 取蓖麻子 10 粒,捣烂,贴敷百会穴,若子宫上缩,立即将药去除,每日 1 次。

（2）贴百会、气海、足三里、维胞穴 将中药黄芪、升麻、柴胡、白术、当归、枳壳、金樱子、甘草各等份,共研细末,用二甲基亚砜适量,与上药末调成软膏,敷贴上穴,每日换药 1 次,连用 10 次为 1 个疗程。休息 1 周后可进行下 1 个疗程。主治气虚下陷型子宫脱垂。

（3）贴神阙穴 将中药杜仲、枳壳、蓖麻子各 30 克,共研细末,用醋调敷上穴,每日 1 次,15 次为 1 个疗程。主治肾气不固型子宫脱垂。

（4）贴关元、肾俞、会阴穴 将中药蛇床子、乌梅、五倍子各 30 克,水煎,浓缩,用消毒药棉浸透药液,敷贴穴上,每日 2～3 次。主治肾气不固型子宫脱垂。

（5）热敷疗法 枳壳、蛇床子各 60 克,胡椒、小茴香各 15 克,共研末,纱布包裹,蒸 15～20 分钟,再外敷子宫、关元穴,每日 1 次,20 次为 1 个疗程。

16. 治疗子宫脱垂的埋线疗法有哪些?

（1）提托穴埋线 用"00"肠线,以 20 号腰椎穿刺针刺入 1.5～2.0 厘米推入穴内,10 日重复 1 次。

（2）子宫穴埋线 用 20 号腰椎穿刺针刺入穴位,并将"00"号肠线 1.5～2.0 厘米推入穴内,隔 10～15 日重新治疗 1 次。

（3）子宫、关元、维道、肾俞穴埋线 选用穿刺针埋线法埋植羊肠线,每 15 日埋治 1 次,3 次为 1 个疗程。

17. 治疗子宫脱垂的熏洗疗法有哪些？

方1：核桃皮煎水外洗，每日2次，7日为1个疗程。

方2：五倍子、枳壳各15克，益母草50克，煎水熏洗，每日2次，10日为1个疗程。

方3：枳壳100克，煎水，先熏后洗，每日2次。

方4：白胡椒、附片、白芍、肉桂、苦参各20克，五倍子、椿白皮各100克，水煎，取汁熏洗，每日2次，10次为1个疗程。

方5：三黄合剂。黄柏、黄连、黄芩各30克，五倍子50克，煎水，坐浴，每日2次。

方6：丹参15克，五倍子10克，诃子肉10克，煎水，趁热熏洗。

方7：蛇床子60克，乌梅60克，煎水，熏洗。

方8：金银花、紫花地丁、蒲公英、蛇床子各30克，黄连6克，苦参15克，黄柏10克，枯矾10克。煎水，熏洗，坐浴。此方用于子宫脱垂兼有黄水淋漓、湿热下注者。

方9：红牡丹熏洗剂。用红牡丹茎叶500克煮水1小时左右，倒入盆内熏脱垂之子宫，待水温适宜后浴30分钟，每日2次。同时以红牡丹根30克水煎内服，每日3次，用米酒对服，10天为1个疗程。用本法治疗子宫脱垂199例（其中Ⅰ度130例，Ⅱ度33例，Ⅲ度36例），结果治愈152例，好转27例，有效率84.9%。

方10：苦参熏洗剂。苦参30克，水煎去渣，熏洗患部，每日3～6次。1～2天用药1剂。

方11：核桃皮煎剂。生核桃皮50克。对Ⅰ度子宫脱垂者，水煎取汁温洗，早晚各1次，1周为1个疗程；对Ⅱ、Ⅲ度子宫脱垂者，除温洗外，另配补中益气汤水煎内服，并加土炒生核桃皮6克研细冲服，每日2次，1周为1个疗程。用本法治疗子宫脱垂42

例(Ⅰ度者 15 例,Ⅱ度者 20 例,Ⅲ度者 7 例),结果痊愈 27 例,好转 7 例,无效 8 例,总有效率 80.9%。

方 12:蒲公英 30 克,蛇床子 30 克,枯矾 10 克,煎水熏洗(用于湿热、有渗出者)。

方 13:苦参、蛇床子各 15 克,黄柏、白芷各 10 克,枯矾 6 克,煎水趁热先熏后洗外阴部。每日 1～2 次。适用于重度子宫脱垂而并发宫颈糜烂者。

方 14:乌梅 60 克,水煎趁热先熏后洗,每日 2 次。

方 15:川乌、五倍子各 9 克。水煎后加醋 60 毫升熏洗。

方 16:金银花、紫花地丁、蒲公英各 30 克,蛇床子、苦参片、黄柏各 15 克,枯矾 10 克,黄连 6 克,水煎熏洗。用于子宫脱垂伴感染流黄水者。

方 17:鸡内金 6 克,赤石脂 9 克,五倍子 6 克,冰片 0.6 克,共研细末贮瓶中密封备用。先用五倍子水煎熏洗外阴部后,擦干,用药末扑敷,并将脱出子宫纳入阴道后,用月经带托住,早晚各 1 次。

18. 治疗子宫脱垂的饮食疗法有哪些?

(1)气虚型子宫脱垂食疗法 临床表现为子宫下移或脱出于阴道口外,劳则加剧;小腹下坠四肢无力,少气懒言,面色少华,小便频数,带下量多、质稀色白,舌质淡红,苔薄白,脉细弱。常用食疗方有:

①参芪术鸡煎。党参 30 克,黄芪 50 克,炒白术 20 克,母鸡 1 只(宰杀后去毛及内脏)洗净。将上 3 药放入鸡腹内,加水放入沙锅煮至鸡肉熟烂,饮汤食肉。

②升麻芝麻煲猪大肠。升麻 10 克,黑芝麻 60 克,猪大肠 1 段(约 30 厘米)。洗净猪大肠,入上 2 药于肠内,两头扎紧,煮熟,去

升麻及芝麻,调味,饮汤吃猪大肠。

③黄鳝汤。黄鳝1条,酱油、盐、味精各少许。将黄鳝去内脏,切段,煮熟后调味。每日服食1次。

(2)**肾虚型子宫脱垂食疗方** 临床表现为子宫下垂,腰酸腿软,小腹下坠,小便频数,夜间尤甚,头晕耳鸣,舌质淡,苔白,脉沉弱。常用食疗方:

①芡实怀山粥。芡实粉20克,怀山药粉20克,核桃仁粉30克,红枣10枚,粳米100克,同煮粥,加白糖适量服食。

②首乌山萸肉乌鸡汤。何首乌30克,山茱萸25克,乌鸡1只(去毛及内脏)洗净,将何首乌、山茱萸装入鸡腹内,加水适量煮至肉烂,饮汤吃肉。

(3)**其他型子宫脱垂常用食疗方**

①何首乌30克研末,雄鸡1只(约500克)去内脏,布包何首乌纳鸡腹中,蒸熟至鸡肉离骨,加入调料后吃鸡喝汤。留整个鸡骨与何首乌共捣至鸡骨碎不刺肉,敷于脐上。

②升麻4克研末,鸡蛋开一黄豆大小孔,纳入升麻末,白纸蘸水将孔盖严,口朝上蒸熟,早、晚各食蛋1个,10天为1个疗程(升麻的茎叶似麻,而药性上升,故名升麻)。停药2天,再开始第2个疗程,3个疗程后判断疗效。忌体力劳动及房事。

③内金山药粥。鸡内金20克,山药20克,当归12克,粳米100克,蜂蜜少许。将前三味药研细末,粳米煮成稀粥,待熟后加入诸药末和蜂蜜搅匀后即成。此为1日量,分3次佐餐食用。有养血活血、升提固脱之功效。适用于血虚有瘀之子宫脱垂、阴道前后壁膨出者。

④党参小米粥。党参30克,升麻10克,小米50克。先煎党参、升麻,去渣取汁,后入小米煮为粥。分顿食用,可经常食。有益气健脾、升阳固脱之功效。适用于子宫脱垂、气短乏力者。

⑤熟地山药粥。熟地黄15克,淮山药30克,粳米100克,冰

糖适量。先煎熟地黄、淮山药，去渣取浓汁，入粳米，加适量水煮粥，待沸后入冰糖同煮。适用于肾虚型子宫脱垂。

⑥升麻炖鸡汤。升麻9克，黄芪30克，鸡1只，入水炖熟后食肉，饮汤。适用于气虚型子宫脱垂。

⑦黄芪粥。黄芪30克，大米适量。煮粥食。有益气升提的功效。适用于气虚体质之子宫脱垂患者。

⑧金樱瘦肉汤。金樱子30克，黄芪30克，枸杞子15克，升麻12克，猪瘦肉适量。共煮汤，食肉，喝汤。有补气益肾固脱之功效。适宜肾虚所致的子宫脱垂。

⑨首乌小米粥。何首乌30克，鸡蛋2个，小米50克，白糖适量。将何首乌用布包好，扎紧口与小米同煮粥。粥熟前捞出药包，将鸡蛋打入，加白糖调匀，煮熟。上为1日量，空腹分顿食，常食。有益气补肾、润肠升提之功效。适用于脾肾两虚、气虚下陷之子宫脱垂患者。

⑩乳鸽炖枸杞。乳鸽1只，黄芪30克，枸杞子15克。将乳鸽去毛及内脏，放炖盅内加水适量，隔水炖熟，加盐调味，食鸽肉，饮汤。有补肾益气升提之功效。适用于肾虚气弱所致的子宫脱垂。

⑪南瓜蒂蒸鸡。公鸡1只，南瓜蒂10个，茄子蒂10个，调料适量。鸡宰杀后去毛、内脏洗净，将二蒂装鸡腹内，丝线缝好，置瓦盆中，入适量水及调料，隔水炖至鸡肉熟烂即可。食鸡肉，饮汤汁，隔日1剂，连食3～10剂。有养血益精、升提回脱之功效。适用于子宫脱垂属精血亏虚者。

⑫荔枝1000克，黄酒1 000毫升。共浸7天后，每日早晚各饮酒30毫升。

⑬取团鱼头5～10个，洗净切碎，置锅内炒黄，研末，每晚临睡前服3克，用米酒或黄酒送服。

⑭用鸡蛋1只，何首乌30克。以水煎何首乌，取浓汁，再入鸡蛋共煮至熟，吃蛋喝汤，每日2次。

19. 治疗子宫脱垂的其他疗法有哪些?

(1)纳入法　选青黛散、生肌散,用凡士林纱布包裹,纳入阴道,再用10%盐水纱布塞入阴道,2小时取出,每日1次,至痊愈为度。

(2)针刺与提肛结合　取维胞(关元旁开6寸,双穴)、足三里、提托(关元旁开4寸,双穴)、三阴交穴。操作为交替取穴,针维胞、提托穴要两侧同时进针,针尖微向下向腹正中线刺,以患者自觉子宫向上收缩为佳。强刺激,得气后,嘱患者反复做深呼吸,使肛门及子宫尽力上提,留针15～30分钟,每日针1次,提肛2次。此方治疗43例,痊愈28例,无效15例。

(3)针药结合法　选中药金樱子15克,石榴皮、补骨脂各12克,升麻6克,黄芪15～45克,艾叶6～10克,狗脊24～30克,每日1剂,水煎服。同时配合针灸法,主穴选气海、关元、中极,配穴选归来、足三里、三阴交、太冲、百会。每次主穴加配穴各1～2个,用补泻法,留针30～40分钟,行针1次,每日治疗1次。腹部穴位加灸,百会穴加悬灸。6次为1个疗程。此法共治47例,痊愈20例,好转17例,无效8例,复发2例。

(4)阴挺丸塞入法　用铜绿12克,雄黄、五味子各15克,煅白矾180克,桃仁30克。将各味药分别研成细末,依次将铜绿和煅白矾2味合并再研,最后将全部药物混合。另取酸荔枝、蜂蜜各30克放火上熬煮滴入水中成珠状时,将上药拌入,搓成丸,每丸12克。用时将药丸放入子宫后穹隆、侧穹隆或膨出最严重部位,每次1～3丸,放入后休息2～3天。用本丸治疗子宫脱垂90例,临床近期疗效达97%;普遍用于3 006例病者,重点观察1 937例,近期疗效98%。

(5)蓖麻子熟烟饼敷　用新鲜蓖麻子(带皮壳)45克,熟烟

4.5～6.0克,好白酒适量。上药混匀润湿,捏成药饼,贴敷脐下关元穴,以绷带扎好,采用膝胸卧式,至子宫开始收缩则改侧卧屈膝式,每次敷3～5小时,3～5次为1个疗程。用本方治疗子宫脱垂356例,大多1次显效。

(6)蜗牛末外涂剂　用地蜗牛适量,去壳洗净焙干,研细末。先将脱出的子宫用双氧水洗净,再用蜗牛末与油相调后涂敷子宫体及韧带周围,同时用消毒纱布还纳子宫,以"T"型带固定,每日1次,4天为1个疗程。本法治疗子宫脱垂49例(其中Ⅱ度22例,Ⅲ度27例),结果经1个疗程治疗痊愈17例;2个疗程痊愈13例;3个疗程痊愈19例,治愈率为100%。

(7)针罐并疗治疗子宫脱垂法　主穴气海、关元、中极、归来;配穴百会。主穴采用单纯拔罐法,或针刺后拔罐法、闪罐法,留罐20分钟,或闪罐15～20下;配穴艾灸3～5壮(不拔罐)。每日或隔日治疗1次,5次为1个疗程。

治疗期间应避免过劳;防风寒,忌食辛辣燥烈之物,注意小腹保暖,节房事,有利于巩固疗效。若能配用补中益气汤加枳壳,水煎内服,效果更佳。

20. 如何预防子宫脱垂?

本病之发生主要在于房劳多产或产程过长,临产用力过猛,阴道、会阴撕裂及产后过早劳动,或久咳、便秘等慢性疾病,以致中气下陷,肾气失固,胞络受损,不能提摄子宫。为了防止本病的发生须加强下列预防措施:

(1)注意孕期卫生　定期做产前检查,及时纠正异常胎位,以防发生难产。

(2)用新法接生　保护好会阴,如果在分娩过程中损伤阴道,要及时缝合修补。

(3)**在产褥期及流产后补充营养**　饮食上要做到营养丰富、多样化、易消化,促进盆底肌肉组织力量的恢复和子宫复旧。同时应适当休息,尤其是在产后 6 周内,不宜参加重体力劳动和其他可以大大增加腹压的劳动如提、挑、背、蹲等,并保持大便通畅,因为这些因素都可使未复原的子宫下垂而脱出阴道外。如果不注意产褥期和流产后的保健,会增加患子宫脱垂的可能性。

(4)**哺乳期不宜过长**　一般不超过 1 年,以免子宫及周围支持组织萎缩。

(5)**帮助子宫复旧**　促进子宫收缩,积极纠正和治疗产后子宫后位和复旧不良。可从以下几个方面去做:

①做提肛动作。平卧或坐或立均可,全身放松,将舌尖轻抵上颚,双唇轻闭,配合吸气时向上提收肛门,就像排完大便时收缩肛门那样;继而放松,一紧一松,交替进行,放松时配合呼气。也可以不配合呼吸而随意收缩和放松肛门,无论坐、卧或站立各种姿势均可,每日多次,每次 15 分钟。

②膝胸卧位。患者俯卧床上,双脚并拢,把臀部抬高。双手举过头部并将手臂平放在床上,头侧向左边。每日 2 次,每次 15 分钟。对帮助子宫复位很有益处。

③做下蹲动作。这有利于子宫收缩。方法如下:双手扶住床边,双脚并拢,做下蹲与起立动作。每日 1～2 次,每次 5～15 回。但必须注意不要长时间保持下蹲姿势;否则反而会导致子宫脱垂。积极治疗习惯性便秘、慢性咳嗽等疾病。饮食上可多吃水果、新鲜蔬菜、蜂蜜等。

(6)**做好更年期保健**　更年期妇女由于肌张力低下也会发生子宫脱垂,所以应当特别注意锻炼身体,增强体质,防止早衰,同时注意加强营养。

(7)**食药预防**　产后体质虚弱,除了实行一般的预防措施外,合理适当应用饮食及药物预防也是十分必要和有效的。

①可服补中益气丸,每次 9 克,每日 2 次,连用 10 天。

②棉花根 60 克,枳壳 30 克,水煎服,每日 1 剂,连用 1 周。

(8)避免增加腹压的因素　如积极治疗咳嗽、便秘等慢性疾病。

九、子宫肌瘤

1. 什么是子宫肌瘤？

　　子宫肌瘤是女性生殖器官中最常见的良性肿瘤，也是人体中常见的肿瘤之一。子宫肌瘤在 30～50 岁女性中发病率较高。子宫肌瘤主要由不成熟的子宫平滑肌细胞增生所致，故又称为子宫平滑肌瘤。子宫肌瘤均自子宫肌层长出，当肌瘤为肌层包围时称为肌壁间肌瘤。若向子宫浆膜面发展，突出于子宫表面，即称为浆膜下子宫肌瘤。

　　多数子宫肌瘤可无症状，仅于体检时被发现。但黏膜下肌瘤或较大的肌壁间肌瘤，可出现月经过多或淋漓不净，增大的子宫肌瘤亦可出现白带增多或邻近器官的压迫症状。肌瘤红色变性或浆膜下肌瘤发生蒂扭转时，可引起剧烈腹痛。此外，尚有 1/3 的可伴发不孕症。

　　根据增大的子宫和月经过多，或淋漓不净等临床表现，子宫肌瘤一般不难诊断。中医认为，子宫肌瘤一般属于气滞、血瘀、湿热瘀结、痰积所致。子宫肌瘤恶变的几率为 0.5‰～1‰。

2. 子宫肌瘤的临床表现有哪些？

　　临床常见症状是阴道出血、乳房胀痛、小腹部有隐痛、邻近器官有压迫症状、白带增多、不孕、肛门有下坠感、月经量增多或淋漓不断、腰部酸痛、面部有色素沉着或黄褐斑、眼圈发黑、面黄肌瘦、贫血、心脏功能障碍，盆腔检查可扪到子宫体增大、质硬。临床上只有 20％～50％ 的患者有症状，其症状与肌瘤的大小和位置有关。

（1）阴道（子宫）出血　为子宫肌瘤的主要症状，出现于半数或更多的患者。其中以周期性出血（月经量过多，经期延长或者月经周期缩短）为多，约占 2/3；而非周期性（持续性或不规则）出血占1/3。出血主要由于子宫壁间肌瘤和黏膜下肌瘤引起。周期性出血多发生在壁间肌瘤。黏膜下子宫壁间及浆膜下肌瘤的出血发生率分别为 100%、74% 及 36%。肌瘤所致出血量多的原因：①肌瘤患者常由于雌激素过高而合并子宫内膜增殖及息肉，致月经时量多。②肌瘤所致子宫体积增大，内膜面积增加，出血量过多和出血过久。③黏膜下肌瘤，黏膜表面经常溃烂、坏死，导致慢性子宫内膜炎而引起淋漓不断出血。④子宫壁间肌瘤，影响子宫收缩及压迫血管作用，或黏膜下肌瘤内膜剥脱而本身无法收缩，均致出血量多及持续时间延长。⑤较大肌瘤可合并盆腔充血，使血流旺盛而出血量多。⑥更年期月经不调。

　　月经量过多或者经期延长均可单独存在或合并出现。若与月经周期缩短（过频）同时存在，则可在短时间内丢失大量血液而致严重贫血。黏膜下肌瘤脱出于阴道内呈非周期性出血，量可很多。大的息肉状肌瘤亦常引起持续性的流血。

　　（2）腹部肿块　下腹部肿块常为子宫肌瘤患者的主诉，可高达 69.9%。有时也可能为肌瘤的惟一症状。腹部肿块的发现多在子宫肌瘤长出骨盆腔后，常在清晨空腹膀胱充盈时明显。由于子宫及肌瘤被推向上方，故患者易于自己触得，超过 4～5 个月妊娠子宫大的，在膀胱不充盈时亦可触及。子宫肌瘤一般位于下腹正中，少数可偏居下腹一侧，质硬或有高低不平感。较大者多出现变性，较软而光滑。

3. 子宫肌瘤的诊断要点是什么？

　　（1）临床症状　具有典型症状，或部分患者无症状。

（2）妇科检查　子宫增大，表面有不规则凸起，质硬，大肌瘤腹部即可触及肿块，当黏膜下肌瘤突出于阴道内，可见紫红色光滑的环形肿物，若肌瘤变性时，子宫变软，有压痛。

（3）B超　是诊断子宫肌瘤最常用的检查方法，根据回声图像，可显示子宫大小，宫内情况，肌瘤的数目、大小、部位及退行性变等。

（4）宫腔探测或诊刮　可了解宫腔深度及形态。

（5）子宫输卵管碘油造影　可显示子宫大小、宫腔形态及肌瘤附着部位。

（6）内镜检查　宫腔镜可窥视腔内的黏膜下肌瘤，腹腔镜可直视子宫外形及肌瘤情况。

4. 子宫肌瘤需与哪些疾病相鉴别？

子宫肌瘤常易与下列疾病混淆，应予鉴别。

（1）卵巢肿瘤　浆膜下子宫肌瘤与实质性卵巢瘤，肌瘤有囊性变者与囊性卵巢瘤而张力很大者或卵巢瘤与子宫发生粘连者，在鉴别上存在一定困难。应详询月经史及腹部包块生长速度（恶性卵巢瘤较快），仔细做妇科检查，因腹壁紧张妇科检查不满意者，可借助于麻醉药品或止痛剂下检查。检查包括肛诊，注意子宫体能否与肿块分离，并可用子宫探针测量宫腔长度及方向。综合病史、检查加以分析。在鉴别有困难时，还可以肌内注射催产素10个单位，注射后肿块有收缩者为子宫肌瘤，否则为卵巢肿瘤。大多数情况下，均可通过B超显像检查相区别。但有的须在手术中方能确诊。

（2）宫内妊娠　在妊娠前3个月，个别孕妇仍按月有少量流血，如误认为月经正常来潮而子宫又增大，往往错诊为肌瘤。应详细追问以往月经史（包括量的多少），有无生育史，年龄多大（年轻者患肌瘤机会更少);还应注意有无妊娠反应。如为妊娠,子宫增大符合月经减少的月份;肌瘤者子宫较硬。此外,妊娠者阴道壁及宫颈充血呈紫蓝色,子宫颈柔软,乳房胀感,乳晕外可出现次晕。妊娠达 4 个月以后,可感胎动或听到胎心音,用手探触可感到子宫收缩。除病史、体征外,还可做妊娠试验或 B 超显像检查来鉴别。

过期流产伴有不规则阴道流血,尿妊娠试验呈阴性反应,易误诊为子宫肌瘤。但过期流产者有停经史,曾有妊娠反应,子宫形态正常。行 B 超检查,一般可确诊。必要时可行诊刮鉴别。

子宫肌瘤可以合并妊娠,也必须想到,否则或漏诊妊娠或误诊为葡萄胎。以往如曾查到肌瘤,目前又有早孕史和体征,而子宫大于停经月份,无阴道流血,孕试阳性,则诊断当无困难。但以往未经确诊者,应详细询问月经是否过多,有无不孕史。检查时注意子宫有无肌瘤突出,必要时可严密观察。如为葡萄胎,则停经后常有少量阴道流血,而腹部包块在短期内长大,妊娠试验阳性且滴定度高;B 型超声检查葡萄胎呈雪片状特有波形。

(3)子宫腺肌病　子宫腺肌病的妇女,半数以上伴有继发性剧烈的渐进性痛经,常有原发性或继发性不孕。但很少超过2~3 个月妊娠子宫。如伴有子宫以外子宫内膜异位症,有时可在后穹隆触到痛性小结节。此外,还可试用孕激素治疗,观察其效果,以资鉴别。但子宫肌瘤合并子宫腺肌病者也不少见,占肌瘤的10%左右。B 超检查更有助于鉴别。其他无症状者,或 B 超未查出,则往往需通过手术切除标本的病理学检查才能明确。

(4)子宫肥大症　此症也可引起月经过多、子宫增大,易与小的肌壁间肌瘤或宫腔内黏膜下肌瘤混淆。但子宫肥大症常有多产史,子宫增大均匀,无结节,子宫增大常在 2 个月妊娠左右,探测宫腔无变形,亦不感觉有肿块存在。B 超检查见不到肌瘤结节。

(5)盆腔炎性包块　子宫附件炎块紧密与子宫粘连常误诊为肌瘤。但盆腔炎块往往有大、小产后急性或亚急性感染史,继以下腹痛、腰痛。妇科检查肿块往往是双侧性,较固定,压痛明显,而肌瘤多无压痛。包块虽与子宫关系密切,但仔细检查,往往可查出正常子宫轮廓。检查不清时,可探测子宫腔,或做 B 超检查协助鉴别。

(6)宫颈癌或子宫内膜癌　较大的有蒂黏膜下肌瘤突出于阴道内伴有感染而发生溃烂,引起不规则阴道出血或大流血及排恶臭液,易与外生型宫颈癌相混淆,在农村尤应注意。检查时手指应轻轻绕过肿物向内触到扩张的子宫颈口及瘤蒂,而宫颈癌则不会有蒂性感。必要时可行病理检查鉴别。

宫腔内的黏膜下肌瘤继发感染、出血、白带增多,易与子宫内膜癌相混。诊断时可先做 B 超检查和宫腔细胞学检查等,尔后行诊断性刮宫做病理检查。

(7)子宫内翻　子宫翻出后很像垂脱于阴道内的有蒂黏膜下肌瘤。慢性内翻可引起阴道分泌物增多及月经过多。但双合诊时,除在阴道内摸到包块外,查不到另外有子宫体存在,也查不出有瘤蒂存在。子宫探针检查时,不能探入宫腔。有时可在肿块表面观察到双侧输卵管开口。但应注意,附着在子宫底部的黏膜下肌瘤往往引起不同程度的子宫内翻。

(8)子宫畸形　双子宫或残角子宫不伴有阴道或宫颈畸形者易误诊为子宫肌瘤。畸形子宫一般无月经过多的改变。如年轻患者在子宫旁有较硬块物,形状似子宫,应想到有子宫畸形的可能。常须行子宫输卵管造影以明确诊断。自有 B 超检查以来,畸形子宫易于诊断。甚至残角子宫早期妊娠于破裂前即可明确诊断。

(9)陈旧性宫外孕　陈旧性宫外孕合并盆腔血块并与子宫附件粘连一起者,有可能误诊为子宫肌瘤。然而,仔细询问有无停经史,急性腹痛史及反复腹痛发作,结合病人多伴有严重贫血貌,妇检穹隆部饱满、触痛,盆腹腔包块与子宫难以分开,且包块边界模糊、硬度不如肌瘤等特点,应想到陈旧性宫外孕的可能。此时,可行阴道后穹隆穿刺,必要时注入 10 毫升盐水,如可抽出陈旧性血液及小血块则鉴别容易。B 超显像检查可助鉴别。

5. 子宫肌瘤的病因和病理特点是什么?

迄今为止,子宫肌瘤的病因尚不明了。根据大量临床观察和实验结果证明肌瘤是一种依赖于雌激素生长的肿瘤。如临床常见于育龄妇女,30～50 岁,尤其是在高雌激素环境中,如妊娠、外源性高雌激素等情况下生长明显,而绝经后肌瘤逐渐缩小。肌瘤患者又常伴卵巢充血肿胀、子宫内膜增长过长,揭示这些与过多雌激素刺激有关。

子宫肌瘤与内分泌失调有密切的关系。应用外源性激素及克罗米芬后子宫肌瘤增大,抑制或降低雌激素水平可防止肌瘤生长,缩小肌瘤及改善临床症状。

从组织发生来看,子宫肌瘤细胞源于子宫肌、血管壁的平滑肌细胞如未成熟的成肌细胞,但后者在组织学上尚未明确概念。人类子宫肌瘤的发生可能来自未分化间叶细胞向平滑肌细胞的分化过程。多发性子宫肌瘤可能是由于起源细胞在子宫肌层内多灶潜伏。进入性成熟期后,残存于肌层的未分化间叶细胞和成熟的平滑肌细胞,在雌、孕激素周期作用下出现自身连续性增殖、分化及肥大过程,在长时间内反复进行,最后形成肿瘤。

祖国医学则认为,本病的发生主要为风、寒、湿、热之邪内侵,或七情、饮食内伤,脏腑功能失调,气机阻滞、淤血、痰饮、湿浊等有形之邪,相继内生,停积小腹,腹结不解,日积月累,逐渐而成。

6. 子宫肌瘤的中医学病因是什么?

中医学认为,本病的形成多与正气虚弱,气血失调有关。或由经期产后,内伤生冷,或外受风寒,或患怒伤肝,气逆而血留,或忧思伤脾,气虚而血滞,或积劳积弱,气弱而不行所致。常以气滞血瘀、痰湿内阻等因素结聚而成。且正气虚弱为形成本病的主要病机,一旦形成,邪气愈甚,正气愈伤,故后期则形成正气虚,邪气实,虚实错杂之瘤疾。

7. 子宫肌瘤的发病人群是哪些?

子宫肌瘤是成年女性中比较常见的妇科病。一般来说,子宫肌瘤多见于30～50岁妇女,30岁以下少见,20岁以下极少见,以40～50岁发生率最高,占51.2%～60.9%。绝经以后肌瘤如若长大,一般表示有变性。有关资料显示,子宫肌瘤妇女终身发病率在20%～25%,而发病者30%～50%为30～50岁。近年来,由于受环境污染、饮食结构改变等因素影响,子宫肌瘤的发病率有进一步增高的趋势。

8. 子宫肌瘤的危害有哪些?

子宫肌瘤,被人们称为"妇科第一瘤",从古到今都被列为妇科疑难杂症。由它引起的月经不调、腹部肿块、压迫症状、疼痛、白带增多、不育、循环系统症状等,对广大女性造成了很大的身心损害。临床实践还证实,子宫肌瘤常并发输卵管、卵巢病变,也极易与子宫体腺癌和宫颈癌同时存在,是影响现代妇女健康的重要原因。

另外,由于子宫疾病引起的夫妻性生活不和谐也是造成夫妻感情危机的重要因素之一。国内外均有调查显示,患有子宫疾病和子宫切除的妇女,其离婚率较正常妇女高20%以上。

因此,医学界专家、学者们纷纷呼吁广大女性朋友,要爱护子宫,重视子宫疾病,别让子宫疾病扰乱夫妻生活、危害身心健康。早检查、早诊断、早治疗是根治子宫疾病的关键环节,也是遏制良性子宫疾病转变为恶性疾病的最有效途径。

9. 子宫肌瘤能导致不孕吗?

　　子宫肌瘤是从子宫肌层长出,因此开始时多发生在子宫肌壁,绝大部分均生长在子宫体部,只有 1%～2% 的肌瘤生长在子宫颈部,子宫体部的肌瘤随着肿瘤的增大可向不同方向生长,按与子宫肌壁的关系而有不同名称:①肌层内子宫肌瘤称肌壁间子宫肌瘤,占 60%～70%。②浆膜下子宫肌瘤,占 20%。③黏膜下肌瘤占 10%。子宫肌瘤大都为多发性,常有上述 2～3 种肌瘤同时存在。

　　25%～35% 的子宫肌瘤患者不孕。其原因可能是由于肌瘤阻碍受精卵着床,或由于宫腔变形输卵管入口受阻妨碍精子进入输卵管,肌瘤如接近浆膜层则对妊娠影响不太大。此外,有时子宫肌瘤伴随卵巢功能失调,也可能是不孕的原因之一。

10. 患子宫肌瘤可以怀孕吗?

　　子宫肌瘤是一种良性的子宫肿瘤,在生育年龄的妇女中很常见。肌瘤的生长部位如压迫输卵管影响精子、卵子的运行会造成不育。一旦能够妊娠,在孕期肌瘤随着子宫的增长,尤其在孕中期以后,迅速长大,发生变性,出现腹痛、发热等症状。子宫肌瘤有时也容易造成流产、早产。一般来说,子宫肌瘤直径在 4 厘米以下,可以妊娠。但妊娠前子宫肌瘤直径已超过 4 厘米,孕期肌瘤长大,发生变性及造成流产、早产的机会增加;或肌瘤直径虽然不足 4 厘米,但生长部位不好,如在宫腔内,或宫颈上,或压迫输卵管影响生育等情况,最好是先做手术切除肌瘤再怀孕。凡有子宫肌瘤的育龄妇女一定要在妇科医生的检查后再决定是否妊娠。

11. 患子宫肌瘤后能否过性生活?

　　患子宫肌瘤后能否过性生活,其个体差异性较大。多数子宫肌瘤患者毫无症状,因为肌瘤小,处于观察期,每 3～6 个月进行妇科检查一次。在此阶段,非月经期均能正常过性生活,与正常人无异。

(1)子宫肌瘤较大者　由于月经出血较多导致贫血,应加强营养,多进食猪肝、猪血、鱼类、豆类补充铁质,改善身体状况。月经净后2天可以恢复房事,但不宜激烈,以免引起再次出血。

(2)子宫黏膜下肌瘤　尤其脱于宫口或阴道者,性交时可引起出血、感染,继而加重出血,使白带更多,甚至引起发热、腹痛。性交还可导致黏膜下肌瘤发生扭转,而引起剧烈腹痛。这类病人在治愈之前最好不过性生活,以免增加痛苦,加重病情。

(3)术后　子宫全切术后4周可以试行房事,但阴茎插入不可过深。

(4)子宫肌瘤合并妊娠者　不宜行房事,这是因为肌瘤病人不易受孕,一旦受孕又易流产,性交时可使妊娠子宫痉挛性收缩,诱发流产。

12. 子宫肌瘤会影响性生活质量吗?

子宫肌瘤本身很少干扰性兴奋的生理过程。但子宫黏膜下肌瘤,常常引起月经过多、月经不规则、月经期延长,若发生坏死、溃疡、感染时,不规则出血会带有异味,从而会影响性活动,出血过多可出现继发性贫血、身体虚弱,从而可能会间接影响性兴奋的持续程度。

子宫肌瘤做单纯子宫切除术后会不会影响性功能呢?有人曾对200多位手术后患者进行过调查,绝大多数妇女反映,与从前的性活动规律一致;有一部分人则反映,子宫切除术后,解除了思想顾虑,不再有阴道流血的干扰,性活动比以前更加协调了,性兴奋也增强了。也有少数患者,由于胆怯和无知,特别是丈夫对手术后可以恢复性生活缺乏信心等许多复杂的心理问题,使性活动减少了,甚至就此终止。这主要是由于错误观念引起的。

妇科医师有义务在术前向患者解释手术方法及手术对性活动的影响,消除她们的顾虑,为手术后尽快恢复正常性生活打下良好的心理基础。老年人也应当多学点生理知识,或主动找医生咨询,以避免出现一些不必要的心理负担而影响自己的性生活。

子宫肌瘤对性欲的影响,主要表现在以下4个方面:

一是子宫肌瘤患者由于月经过多,经期延长导致严重的贫血,患者出现头晕、乏力等贫血症状,性欲自然会有所减退。

二是子宫肌瘤常用激素治疗,如孕激素、丙酸睾酮、甲基睾丸素,均可引起性欲减退;炔诺酮有雄激素样作用,亦使性欲减退。

三是子宫肌瘤患者中有25%~30%不能受孕。这主要是由于肌瘤压迫输卵管妨碍受精,或着床不久导致流产。肌瘤摘除后,常能使多年不孕者,获得梦寐以求的爱情结晶,夫妇大喜过望,性欲会突然亢进。

四是子宫肌瘤行子宫及双侧卵巢切除者,术后性欲可减退。这主要是卵巢切除后,雌激素减少,加上绝经期综合征的困扰所致。

13. 子宫肌瘤对孕期的影响有哪些?

子宫肌瘤对孕期的影响包括:流产率高、胎位不正(可能是瘤体挤压,以及胎儿活动受限所致)、难产率高、剖宫产率高(因肌瘤很可能阻塞产道,使胎头下降不畅)、产后出血量多(因为肌瘤影响子宫收缩)、产褥感染发生率高。因此,患有子宫肌瘤的孕妇应注意:①怀孕后一定要按照医生的要求定期做孕期检查,以便及时掌握胎儿和肌瘤各自的生长情况,及时采取措施。②严格节制性生活,以尽可能地降低流产和感染的发生几率。③避免中度及中度以上的体力劳动,必要时卧床休息。④增加营养,特别是应多吃补血的食物,如血豆腐、动物肝脏、枸杞大枣粥、芝麻酱、荠菜、菠菜等,做好可能发生出血的身体准备。⑤做好心理调整,有意识地提高自己的心理承受能力。因为子宫肌瘤合并妊娠流产等妊娠异常的发生率明显高于正常人群。此外,还要做好接受剖宫产的心理准备。要有意识地在孕期里磨炼自己的性格,炼就开阔的胸襟和乐观向上的心态。

孕期里由于原有的子宫肌瘤长大了,一旦形成血栓,就会导致子宫肌瘤体内发生"红色变性",这是一种紧急情况,需要在短时间内做出快速、准确的应答,那就是立即去较近的大医院就诊。

14. 怀孕后检查出有子宫肌瘤怎么办?

怀孕后检查出有子宫肌瘤,其处理应根据妊娠月份、肌瘤大小、临床表现等因素而定。

(1)妊娠早期子宫肌瘤的处理　妊娠早期对子宫肌瘤的干预易导致流产,故可等待至妊娠中期。如果肌瘤很大,估计继续妊娠出现并发症的机会较多,如患者要求做人工流产则可先终止妊娠,短期内行肌瘤摘除术,或做人工流产同时行肌瘤摘除术。

(2)妊娠中期子宫肌瘤的处理

①肌瘤直径小于6厘米,且无症状者,定期产前检查,绝大多数不需特殊处理。

②肌瘤直径大于6厘米,随着子宫的增长肌瘤还可能继续增大,而大型肌瘤易有红色样变而刺激子宫收缩或有腹膜刺激症状,此时产科医生只是建议患者卧床休息及应用止痛剂等进行保守治疗,很少建议在妊娠期行子宫肌瘤剔除手术,只有在不得已情况下才行肌瘤切除术。

(3)妊娠晚期子宫肌瘤的处理　较小的肌瘤可不予处理。如肌瘤直径大于8厘米,但无任何症状,可等到足月时行剖宫术,同时行子宫肌瘤切除手术。因为,较大的子宫肌瘤不但有可能影响子宫收缩、产力失常而滞产,而且产后胎盘滞留、产后出血和产后感染的可能性均多于正常产妇。个别情况下，还可能因为不易控制的产后出血或产后感染而被迫切除子宫。因此，分娩方式以择期剖宫产为宜，于剖宫术的同时行肌瘤摘除术。

15. 患了子宫肌瘤是切还是留?

当妇女患有子宫肌瘤、子宫腺肌瘤反复药物治疗无效时，子宫切除是重要的治疗手段。但是，很多患者和家属总是顾虑重重地问医生："子宫切除会不会影响性生活? 会不会破坏夫妻感情而降低生活质量?"等等。这种心情是可以理解的。现在人们都已深切地认识到了生活质量对人生是多么的重要。这些顾虑的产生是对女性生殖系统的生理和解剖不了解造成的，妇产科医生有责任及时地把这些知识介绍给广大妇女。

女性的内生殖器官是由子宫及左右各 1 个卵巢、各 1 个输卵管组成的。其中卵巢是女性最重要的性器官，它每月周期性地分泌雌、孕激素以维持月经的来潮，它是女性维持性欲、第二性征及协调全身内分泌系统功能不可缺少的重要的内分泌器官。而子宫只是一个能够体现卵巢功能的靶器官。如果子宫有病，切除后不但对女性性生活及第二性征毫无影响，反而会因解除了疾病之苦而提高术后的生活质量，夫妻生活会更和谐。

实际上，医生在治病时所思考的问题与病人所想的是一致的。只是医生更了解如何做对病人的治疗更有利，对生活的负面影响最低。尽管子宫切除对患者生活质量影响不大，但医生仍是会谨慎行事。可以行子宫次全切除的绝不做全切除；子宫肌瘤能剥离出来的，绝不会做子宫全切；尚未生育的妇女有小的子宫肌瘤，没有变性，月经量又不太多的，医生多予以保守性治疗观察。所以，病人可以解除不必要的顾虑和烦恼。

16. 子宫肌瘤在什么情况下应该切除?

据统计,35 岁以上的中年妇女中,大约有 1/5 的人患有子宫肌瘤。子宫肌瘤恶变的几率很小,一般在 1% 以下。所以,大部分肌瘤不必手术,只需定期追踪检查。当有下列情况时,就应该接受手术治疗:

一是子宫肌瘤造成大量出血,或长期的经量过多、经期过长以致贫血,而药物无法根治。此时,手术切除是有效的解决办法。

二是子宫肌瘤长到拳头大小,造成骨盆中的其他器官受到压迫,手术切除可解除症状,而且大的肌瘤发生恶变的几率比小肌瘤要大。

三是肌瘤生长速度太快,或者在更年期之后,肌瘤不但不萎缩,反而变大。

四是妇女不孕而其他一切检查正常,此时不孕的原因可能就是子宫肌瘤。子宫肌瘤可能会造成习惯性流产。

切除子宫肌瘤是否要切除子宫呢? 这要视肌瘤的位置、大小,以及患者的年龄、生育情况、症状严重程度而决定。至于卵巢及输卵管是否切除,就更需慎重。因为卵巢是维持女性特征的主要器官,切除两侧卵巢,则性荷尔蒙的主要来源就没有了,需要注射或口服补充荷尔蒙的不足。因此。一般尽可能不切除卵巢,尤其是对 40 岁以下的妇女。

有些患者认为切除子宫时保留子宫颈才不会影响性生活。其实,子宫全切除,阴道并未缩短,而性生活所需的润滑分泌物主要来自阴道壁和外阴附近的巴氏腺,和子宫没有关系。因此,切除子宫颈对性生活没有影响。另外,宫颈癌是排序第一位的生殖系统癌,因而没有必要在切除子宫的同时保留子宫颈。

17. 切除子宫肌瘤后还能生育吗？

子宫肌瘤对生育的确有一定影响，因此应当积极治疗。

对于年龄在 40 岁以下、有生育要求、生殖器官功能正常的患者，为避免肌瘤生长过大，及时切除肌瘤可改善生育功能，并可预防日后妊娠时肌瘤发生红色变性或继发感染。有些患者担心肌瘤数目多而不适合手术，其实只要细心操作，并不妨碍手术切除。随着微创手术的开展和手术方式的改进，许多肌瘤可通过腹腔镜或宫腔镜摘除，对病人的创伤较以前大大减少了。

肌瘤切除术后复发者占 30.4%，大部分是在 5 年以后复发，手术时年龄小于 30 岁或多发性肌瘤者更易复发。虽然切除肌瘤后，患者生育功能可以改善，但由于机体内仍存在某些有利于肌瘤生长的因素，间隔一定时间后肌瘤又可能生长，因此于术后 3 年内受孕为宜。近 80% 的患者可以维持妊娠至足月。

许多患者担心手术瘢痕在妊娠或分娩时会破裂，但研究表明，手术 1 年后妊娠者，子宫破裂发生率仅为 1.5%。因此，肌瘤切除后的妇女在医生指导下，可于术后避孕半年或 1 年后怀孕。若在妊娠、分娩期出现腹部压痛或剧痛，则要警惕子宫破裂的可能。

18. 子宫切除后会男性化吗？

子宫切除是妇产科最常用及最基本的手术之一。很多妇产科疾病的治疗须采用子宫切除术。不少患者对切除子宫存在畏惧心理，担心子宫切除后自己是否可能会变成"男人"？其实不然。女性性征的维持依赖于卵巢所产生的女性激素。卵巢左右各一，位于子宫两旁，生育年龄的女性，卵巢中有周期性的卵泡发育、成熟及排卵，产生雌激素及孕激素，维持女性的性特征。子宫为孕育胎儿的场所，子宫内膜的周期性脱落形成月经，故子宫切除后，只要保留有一侧的卵巢，就可使女性激素的分泌基本保持正常水平，虽不再有月经来潮,也丧失生育功能,但不会影响女性的性特征。

一般来说,需要切除子宫的妇产科疾病有:子宫和卵巢的恶性肿瘤,大的或多发性的子宫肌瘤,经中西药医治无效的功能失调性子宫出血,严重的子宫破裂、子宫积脓、子宫内翻、子宫脱垂,因需行双侧输卵管卵巢切除而不必保留子宫者,严重的子宫腺肌症,子宫内膜或宫颈的癌前病变等。

子宫切除有全子宫、次全子宫与部分子宫切除之分,又有经腹腔与经阴道的不同途径,输卵管与卵巢的保留与否也应视病情而定。目前多数学者主张,在年纪较轻的妇女采用保留部分宫颈的子宫切除术,这样使阴道的长度不会缩短,顶部不会变窄,不影响术后的性生活。实际上即或切除全部宫颈也并不妨碍性生活,更不会因此而变成男人。

19. 子宫肌瘤的西医治疗方法有哪些?

现代医学认为,子宫肌瘤的处理原则,必须根据肌瘤大小及部位,有无症状,患者年龄及对生育的期望,最近发展情况及并发症,诊断是否明确而决定。

治疗方法可分非手术和手术治疗。

(1)非手术治疗

①严密观察。子宫肌瘤无症状,体积小(小于3个月妊娠子宫),年近绝经期,处于浆膜下或肌层内,诊断明确,可严密观察,不予处理,等待绝经后肌瘤自然萎缩。

②激素治疗。患者年近绝经期,月经紊乱或经量增多,但因其他原因不适合手术治疗者,经内膜病检除外恶性变后,可考虑应用雄激素治疗,以对抗雌激素的作用,临床常用的雄激素有两种:一是甲基睾丸素,每日口服1～2次,每次5～10毫克;二是丙酸睾丸素,每周肌内注射2～3次,每次25毫克。但不论口服或肌内注射,每月剂量均不宜超过250毫克,以免引起男性化。

（2）**手术治疗**　如肌瘤较大充塞盆腔，子宫达妊娠3个月大小，或症状明显以致继发贫血者，往往需要手术治疗，手术的方式有：

①经腹次全子宫切除术。适于50岁以下的宫体部肌瘤，且宫颈完好者。

②经腹全子宫切除术。适于子宫肌瘤较大宫颈部肌瘤，或宫体肌瘤伴宫颈病变严重者。

③肌瘤剜除术。年龄在35岁以下，未生育过，输卵管通畅，肿瘤无恶变，应尽量做肌瘤剜除术，保留生育能力，黏膜下肌瘤可经阴道切除。

（3）**介入疗法**　根据大量尸体解剖发现，30岁以上的妇女约有20％在子宫内有大小不等、单个或多个肌瘤存在。传统的治疗包括子宫肌瘤剜除术、子宫全切术及激素治疗等，但手术创伤大，而激素治疗疗效不肯定且易致体内激素紊乱。随着介入放射学的不断发展，经子宫动脉栓塞治疗子宫肌瘤，由于其创伤小、疗效佳而越来越引起广大妇产科医师的重视。但其有一定的适应证及禁忌证。

适应证：①子宫肌瘤体积较大充塞盆腔，临床压迫症状明显者。②子宫体积增大达到怀孕3个月大小或疑有肉瘤样变者。③月经量增多显著以至出现继发性贫血者。④手术禁忌或不愿行手术者。

禁忌证：①有可能是恶性肿瘤的患者。因为恶性肿瘤对人的危害是很大的，"介入治疗"对技术的要求很高，一旦不成功将会延误病情。②有"蒂"的黏膜下肌瘤不做为好。因为这种情况采用宫腔镜手术合适。③子宫肌瘤太大的不能做。如果做了效果不是很好，并且可能引起肿瘤大面积的坏死。④浆膜下肌瘤不用做，因为有更好的方法可以治疗，如腹腔镜。⑤年轻，要求生育的不能做。因为"介入治疗"很可能影响卵巢的内分泌功能。⑥有血管方面疾病的不能做。否则会引起相关的并发症。

20. 治疗子宫肌瘤的常用药物如何选择?

药物治疗的根据在于,子宫肌瘤为性激素依赖性肿瘤,故采用拮抗雌激素的药物治疗。新近应用的是暂时性抑制卵巢的药物。达那唑、棉酚为国内常用药物。其他雄激素、孕激素及维生素类药物也可使用。自 1983 年开始研究报道,应用促性腺激素释放激素类似物(GnRHa)成功地缩小了子宫平滑肌瘤。研究证明 GnRHa间接地减少垂体水平促性腺激素分泌,从而有效地抑制卵巢功能,即所谓"降调节"作用。

药物治疗的适应证:①年轻要求保留生育功能者。生育年龄因肌瘤所致不孕或流产,药物治疗后使肌瘤萎缩促使受孕,胎儿成活。②绝经前妇女。如果肌瘤不大,症状亦轻,可应用药物治疗,使子宫萎缩引起绝经,肌瘤也随之萎缩从而免于手术。③有手术指征,但目前有禁忌证需要治疗后方可手术者。④患者合并内科、外科疾病不能胜任手术或不愿手术者。

选择药物治疗前,均宜先行诊断性刮宫做内膜活检,排除恶性变,尤对月经紊乱或经量增多者。刮宫兼有诊断及止血作用。

药物种类及用法:

(1)黄体生成素释放激素(LHRH)、黄体生成素释放激素激动剂(LHRH-A) 为近年来一种新型抗妇科疾病药物。LHRH 大量持续应用后,垂体细胞受体被激素占满而无法合成与释放卵泡刺激素(FSH)及黄体生成素(LH);另外,LHRH 有垂体外作用,大剂量应用后促使卵巢上的 LHRH 受体增多,降低卵巢产生雌、孕激素能力。由于药物明显抑制 FSH,减少卵巢激素分泌,其作用似"药物性卵巢切除",使肌瘤萎缩。LHRH 与LHRH-A 为同工异构体,但后者较前者活性高数十倍。

①用法。LHRH-A,多用肌内注射,也可用于皮下植入或经

鼻喷入。自月经第 1 天起肌内注射 100～200 微克,连续 3～4 个月。其作用取决于应用剂量、给药途径和月经周期的时间。用药后肌瘤平均缩小 40%～80%,症状缓解、贫血纠正。血清雌二醇下降与肌瘤缩小相一致。FSH 及 LH 无明显变化。停药后不久肌瘤又重新长大,提示 LHRH-A 的作用是暂短的和可逆的。如用于围绝经期,在有限时间内达到自然绝经。如用于保留生育者,当肌瘤缩小、局部血流减少,从而减少手术中出血和缩小手术范围;或原影响输卵管口肌瘤,治疗后肌瘤缩小使不通畅的输卵管变通畅,提高受孕率。为减少停药后肌瘤重新长大,在用 LHRH-A 时,序贯应用醋酸甲孕酮 200～500 毫克,则可维持其疗效。

②不良反应。其主要不良反应为潮热、出汗、阴道干燥或出血障碍。因低雌激素作用可有骨质疏松可能。

(2)达那唑 具有微弱雄激素作用。达那唑抑制丘脑、垂体功能,使 FSH 及 LH 水平下降,从而抑制卵巢性激素的合成,从而使体内雌激素水平下降,抑制子宫内膜生长,内膜萎缩而闭经。同时,肌瘤亦萎缩变小。但年轻者应用,停药 6 周后月经可恢复,故需重复应用。

①用法。200 毫克,每日 3 次口服,从月经第 2 天开始连续服 6 个月。

②不良反应。可见潮热、出汗、体重增加、痤疮、血清丙氨酸转氨酶升高(用药前后查肝功能)。停药 2～6 周可恢复。

(3)棉酚 是从棉籽中提出的一种双醛萘化合物,作用于卵巢,对垂体无抑制,对子宫内膜有特异萎缩作用,而对内膜受体也有抑制作用,对子宫肌细胞产生退化作用,造成假绝经及子宫萎缩。此药有中国达那唑之美称,用于治疗子宫肌瘤症状改善有效率为 93.7%,肌瘤缩小为 62.5%。

①用法。棉酚 20 毫克,每日 1 次口服,连服 2 个月。以后 20 毫克,每周 2 次,连服 1 个月。再后每周 1 次,连服 1 个月,共 4 个月。

②不良反应。棉酚的不良反应为肾性排钾,故需注意肝、肾功能及低钾情况。通常用棉酚时需加服 10% 枸橼酸钾。停药后卵巢功能恢复。

(4)维生素类 应用维生素治疗子宫肌瘤在于它可降低子宫肌层对雌激素的敏感性,对神经内分泌系统有调节作用,使甾体激素代谢正常化而促使肌瘤缩小。国内试用,治愈率达 71.6%。

维生素 A 15 万单位,自月经第 15～26 天,每日口服。复合维生素 B_1 片,每日 3 次,自月经第 5～14 天口服。维生素 C 0.5 克,每日 2 次,自月经第 12～26 天口服。维生素 E 100 毫克,每日 1 次,于月经第 14～26 日口服,共服 6 个月。

(5)雄激素 对抗雌激素,控制子宫出血(月经过多)及延长月经周期。

①用法。甲睾酮(甲基睾丸素)10 毫克,舌下含化,每日 1 次,连服 3 个月。或月经干净后 4～7 天开始,每日肌内注射丙酸睾酮 1 次,每次 25 毫克,连续 8～10 日,可获止血效果。长效男性激素为苯乙酸睾素,作用比丙酸睾酮强 3 倍,150 毫克每月注射 1～2 次。一般不会出现男性化,即使出现,停药后症状自然消失。雄激素应用宜在 6 个月以内,如需再用,应停 1～2 个月后。

②不良反应。按上述剂量长期给药,多无不良反应。可使近绝经妇女进入绝经期而停止出血。用雄激素后不仅可使肌瘤停止生长,而且可使 1/3～1/2 的患者的肌瘤退化、萎缩变小。因雄激素使水盐潴留,故对心力衰竭、肝硬化、慢性肾炎、水肿等患者应慎用或忌用。由于有的学者认为肌瘤的发生还可能与雄激素有关,故有的倾向不用雄激素。

(6)孕激素 孕激素在一定程度上是雌激素的对抗剂,且能抑制其作用,故有的学者用孕激素治疗伴有卵泡持续存在的子宫肌瘤。常用孕激素有:甲羟孕酮(安宫黄体酮)、甲地孕酮(妇宁片)、炔诺酮(妇康片)等。可根据患者具体情况行周期或持续治疗的假孕疗法,使肌瘤变性、软化。但因可使瘤体增大和不规则子宫出血,不宜长期应用。

①甲羟孕酮。周期治疗为每日口服 4 毫克,自月经第 6～25 天口服。持续疗法:第 1 周 4 毫克,每日 3 次口服,第 2 周 8 毫克,每日 2 次。以后 10 毫克,每日 2 次。均持续应用 3～6 个月。亦有用 10 毫克,每日 3 次,连服 3 个月。

②炔诺酮。周期治疗为每日口服 5～10 毫克,自月经第 6～25 天或第 16～25 日。持续疗法为第 1 周 5 毫克,每日 1 次,第 2 周 10 毫克,每日 1 次。以后 10 毫克,每日 2 次。均用 3～6 个月。

也有妇科专家认为,孕激素可能会使肌瘤生成,故不主张使用它来治疗子宫肌瘤。

(7)他莫昔芬(三苯氧胺,TMX) TMX 为双苯乙烯衍生物,为一种非甾体的抗雌激素药物。它是通过与胞浆中 ER 竞争性结合,形成 TMX-ER 的复合物,运送至细胞核内长期潴留。TMX 先作用于垂体,继而影响卵巢,同时对卵巢亦有直接作用。TMX 对 ER 阳性效果较好。

①用法。10 毫克,每日 3 次口服,连服 3 个月为 1 个疗程。

②不良反应。不良反应有轻度潮热、恶心、出汗、月经延迟等。

(8)孕三烯酮(三烯高诺酮) 为 19-去甲睾酮衍生物,具有较强的抗雌激素作用,它抑制垂体 FSH、LH 分泌,使体内雌激素水平下降,子宫缩小,主要用于治疗子宫肌瘤。

①用法。5 毫克,每周 3 次,阴道放置,宜长期应用,防止子宫反跳性增大。治疗初 6 个月,疗效佳,子宫缩小明显。

②不良反应。不良反应为痤疮、潮热、体重增加。

另外,在肌瘤患者的出血期,出血量较多,可用子宫收缩药或口服、肌注止血药。如益母草流浸膏、益母草膏、催产素、麦角新碱等。止血药有妇血宁、三七片、酚磺乙胺(止血敏)、氨甲苯酸(止血芳酸)、氨甲环酸(止血环酸)、6-氨基乙酸等。钙剂可兴奋子宫肌张力和增加血液的凝固性能,也可试用,如 10％葡萄糖酸钙注射液 5～10 毫升静脉注射,或用 5％氯化钙溶液 30～35 毫升温液灌肠。不可忘记的是,阴道出血止血药收效不显时,诊断性刮宫不仅对诊断有帮助,且对止血也有效果。

有贫血者应纠正贫血,服用维生素、铁剂或输血。

凡药物治疗失败,不能减轻症状而加重者或疑恶性变者则应手术治疗。

21. 子宫肌瘤的中医辨证施治方法有哪些?

（1）气滞血瘀

症见:胞中癥块,月经量多,经期延长,经色紫暗,有血块,小腹胀痛,血块下后痛减,经前乳房胀痛,情志抑郁或心烦易怒,舌质紫暗、苔薄白,脉弦涩。

治法:行气活血,消癥散结。

方药:当归、川芎、桃仁、红花、三棱、莪术、乌药、制香附各 10 克,赤芍、荔枝核、夏枯草各 15 克,生牡蛎 30 克,炙甘草 6 克。

（2）气虚血瘀

症见:胞中积块,月经先期量多,或淋漓不净,色淡,有血块,小腹坠痛,气短乏力,食少便溏,面色苍白,舌质淡暗、边有淤斑,脉虚细涩。

治法:益气补中,化淤消癥。

方药:党参、炙黄芪、白术、山药、山慈姑、夏枯草、昆布各 15 克,三棱、莪术、枳壳各 10 克。水煎服,每日 1 剂。

（3）痰瘀互结

症见:胞中积块,小腹胀痛,带下量多,色白质稠,月经量多有块,婚久不孕,胸脘痞满,形体肥胖,舌质紫黯、苔腻,脉沉滑。

治法:理气化痰,祛痰消癥。

方药:半夏、陈皮、制香附、川芎、槟榔各 10 克,茯苓、苍术、白术、夏枯草、海藻各 15 克,莪术 12 克,木香 6 克。水煎服,每日 1 剂。

22. 治疗子宫肌瘤的中成药有哪些?

(1)桂枝茯苓丸　活血化瘀,缓消癥块。主治妇人小腹宿有癥块,按之痛,腹挛急。或经闭腹胀痛,白带多等证,对子宫肌瘤有良好的治疗作用,6 克蜜丸,每次 1 丸,每日 1～2 次,口服,温水送服。

(2)大黄䗪虫丸　具有活血祛瘀,通经消瘤兼清热的功效。主治瘀血内停,腹部肿块,肌肤甲错,经闭不行之癥瘕,口服 3 克蜜丸,每次 1～2 丸,每日 1～2 次,温开水送服。

(3)五香丸　功能行气活血,消积止痛。适用于气滞血瘀型。水丸,100 粒重 6 克。口服,每次 6 克,每日 2～3 次。

(4)妇科回生丹　每次 1 丸,每日 2 次。

23. 治疗子宫肌瘤的中药专方有哪些?

(1)桂枝茯苓丸　桂枝、茯苓、桃仁、牡丹皮、赤芍、鳖甲、卷柏、艾叶、青皮、续断、北黄芪各 10 克,生牡蛎 30 克,黄柏 6 克。制成蜜丸,每丸重 10 克,每次 1 丸,日服 3 次,1.5～3 个月为 1 个疗程,连服 1～3 个疗程。用此丸治疗本病 60 例,痊愈 43 例,显效 11 例,有效 4 例,控制 2 例。

(2)桂苓消瘤丸　牡丹皮、桃仁、穿山甲各 10 克,茯苓 15 克,鳖甲、桂枝、赤芍各 12 克。制成蜜丸,连服 3 个疗程。治疗本病 30 例,痊愈 18 例,显效 5 例,控制有效 5 例,无效 2 例。

(3)化瘀散结汤　桃仁、水蛭各 15 克,制大黄 12 克,生牡蛎、鳖甲、龟版、猫爪草、夏枯草、昆布、海藻各 20 克。每日 1 剂。经血净后开始服,行经期停药。同时用大黄、芒硝各 100 克,香附

200 克,拌米醋适量炒热后外熨下腹部。用此方治疗本病 98 例,总有效率 93.9%。

（4）宫瘤汤　当归、炮山甲、桃仁、莪术、香附、续断、夏枯草、怀牛膝各 12 克,王不留行、三棱各 9 克,昆布 15 克,薏苡仁 30 克,水煎服,每日 1 剂。经期开始加用 30% 三棱注射液 4 毫升,肌内注射,每日 1 次,连用 7 日。用此方法治疗本病 136 例,临床治愈 72 例,显效 37 例,有效 5 例,无效 22 例,总有效率 83.8%。

（5）肌瘤内消丸　山慈姑、夏枯草、射干、海藻、生首乌、远志等,制成蜜丸,每丸重 9 克。每次 1 丸,日服 3 次,经期停服。3 个月为 1 个疗程,一般 1～3 个疗程。经期血量多者,配合汤剂治疗。用此丸治疗本病 125 例,痊愈 11 例,显效 69 例,有效 37 例,无效 8 例,总有效率 93.6%。

（6）消瘤汤　炮山甲 15 克,三棱、莪术各 12 克,牡丹皮、桃仁、茯苓、赤芍各 10 克。水煎服。用此方治疗本病 40 例,治愈 6 例,显效 12 例,有效 7 例,无效 15 例。

（7）二甲消瘤汤　鳖甲（先煎）30 克,炒穿山甲（先煎）、莪术各 12 克,海藻 20 克,广东王不留行（薜荔果）15 克,两头尖 10 克。每日 1 剂,水煎服,3 个月为 1 个疗程,用 1～6 个月。用此方治疗本病 40 例,痊愈 16 例,显效 12 例,有效 10 例,无效 2 例,总有效率 95%。

（8）补中益气汤加减　方用黄芪、昆布、龙骨、牡蛎各 30 克,党参、白术、陈皮、海藻、肉苁蓉、夏枯草各 15 克,升麻、柴胡各 10 克。下血多者,加地榆炭、仙鹤草各 15 克,另服云南白药;腹痛者,加五灵脂、炒蒲黄各 9 克;漏下不止或黄带绵绵者,加槐花 6 克,赤石脂 10 克;下血不多或经治后下血已少者,加三棱、莪术各 10 克,并另服补中益气丸。治疗子宫肌瘤 45 例,治愈 20 例,显效 18 例,有效 5 例,总有效率 95.5%〔浙江中医杂志,1994,(1):15〕。

(9)消瘤丸 生黄芪、醋小麦各 50 克,当归 30 克,牡丹皮、赤芍、海藻各 25 克,桂枝、昆布、桃仁、大黄各 20 克,山甲珠、川贝母、甘草各 15 克,研细炼蜜为丸,早、晚各服 30 克。气虚甚者加人参 15 克,淮山药 20 克;血虚甚者加阿胶 15 克,月经过多者加益母草 30 克;纳差者加鸡内金 12 克;腹痛甚者加五灵脂 15 克;肝郁者加柴胡 12 克,郁金 15 克;出血多者加田三七粉 10 克,地榆炭 20 克。方中当归、黄芪能活血化瘀,补气生血,扶助正气;海藻、昆布软坚散结,消痰利水。治疗 93 例,治愈 42 例,好转 47 例,总有效率 95.76%。无一例发现肌瘤发展和恶化[新中医,1992(27):40]。

(10)三甲二虫丸 炙鳖甲、炙龟版各 9 克,牡蛎 15 克,水蛭、䗪虫各 7 克,桂枝、牡丹皮、赤芍、茯苓各 10 克,炒桃仁 12 克,知母、黄柏各 10 克,甘草 6 克。经行量多,色紫红,夹有血块者加白芍 12 克,黄芩炭、地榆炭各 15 克,阿胶(烊化)10 克,去赤芍。经期或平素下腹部胀痛者加五灵脂、炒蒲黄、刘寄奴、延胡索各 10 克;带下量多、黏稠,气味秽臭者加忍冬藤、土茯苓、白花蛇舌草各 15 克;经行量少,下腹部疼痛,血块触之疼痛者加当归、三棱、莪术、泽兰各 10 克;经行量多,色淡质稀,心悸气短,四肢倦怠乏力,面色萎黄者加黄芪 15 克,党参、炒白术各 10 克。治疗 60 例,痊愈 20 例,显效 24 例,有效 6 例,总有效率 83.3%;疗程最短 60 天,最长 180 天。对 5 厘米以下肌瘤尤佳[山东中医杂志,1996(2):58]。

24. 治疗子宫肌瘤的中医传统方剂有哪些?

(1)固本止崩汤(《傅青主女科》)加减 人参(另煎)、当归各 10~15 克,黄芪、熟地黄各 10~30 克,白术 10 克,黑姜 3~5 克。水煎服,每日 1 剂。此方主治气虚血瘀型子宫肌瘤。

(2)震灵丹(《和剂局方》)化裁 禹余粮(先煎)、代赭石

（先煎）、紫石英（先煎）、赤石脂（先煎）、五灵脂各 15 克,乳香、没药
各 10 克,朱砂（分冲）2 克。水煎服,每日 1 剂。主治瘀热交阻型
子宫肌瘤。

（3）逐瘀止血汤（《傅青主女科》）加减　生地黄 15 克,
当归、赤芍、牡丹皮、枳壳、桃仁、龟版（先煎）、制大黄各 10 克。水
煎服,每日 1 剂。血量多有块者,加炒蒲黄（包煎）、山楂、茜草、花
蕊石（先煎）;血量多色红者,加槐花、地榆、大蓟、小蓟、藕节;热甚
伤阴者,加麦芽、沙参、阿胶（烊化）;腹痛者,加炒蒲黄（包煎）、五灵
脂、红藤、败酱草。

（4）膈下逐瘀汤（《医林改错》）合香棱丸（《济生方》）
化裁　当归、延胡索、槐角各 15 克,生地黄、三棱各 20 克,赤芍、
白芍、川芎、桃仁、牡丹皮、枳壳、青皮各 10 克,五灵脂、漏芦各 12
克,红藤 30 克,公丁香 6 克,炙甘草 5 克。水煎服,每日 1 剂。乳
房胀痛者加郁金 10 克,梭罗子 9 克,橘核 9 克,八月札 6 克,路路
通 12 克;血瘀甚者加莪术 6 克,夏枯草 15 克,鳖甲（先煎）6 克,瓦
楞子（先煎）10 克;月经不调者加丹参 20 克,香附 10 克;腹痛甚者
加延胡索 9 克,田三七 6 克。此方主治气滞血瘀型子宫肌瘤。

（5）桂枝茯苓丸（《金匮要略》）化裁　桂枝（后下）、牡丹
皮、莪术、桃仁、红花各 10 克,茯苓 15 克,赤芍 12 克,白芍 9 克。
水煎服,每日 1 剂。血瘀甚者加三棱 9 克,水蛭 10 克,虻虫 6 克,
泽兰 9 克,乳香、没药各 6 克;痰湿者加昆布 9 克,海藻 9 克,山慈
姑 9 克,夏枯草 15 克,冬葵子 9 克,生牡蛎（先煎）6 克;小腹痛甚
者加炒蒲黄（包煎）9 克,五灵脂 9 克,乌药 6 克,延胡索 9 克,刘寄
奴 6 克。此方主治寒湿凝滞型子宫肌瘤。

（6）举元煎（《景岳全书》）合平肝开郁止血汤（《傅青
主女科》）合震灵丹（《和剂局方》）化裁　人参（另煎）、生地
黄、熟地黄、黑芥穗、炙甘草各 10 克,黄芪、半枝莲、蚤休各 30 克,

白术、升麻、震灵丹各 12 克,白芍 15 克,黄精、鬼箭羽各 20 克,柴胡 6 克,玉米须 15～20 克。水煎服,每日 1 剂。此方主治肝郁脾虚型子宫肌瘤。

(7)二陈汤(《和剂局方》)加减　制半夏、青皮、陈皮、川芎、苍术、槟榔、生姜各 10 克,茯苓、莪术各 12 克,香附 15 克,木香、甘草各 5 克。水煎服,每日 1 剂。此方主治痰湿阻滞型子宫肌瘤。

(8)犀角地黄汤(《千金方》)合生脉饮(《柳州医话》)合逐瘀止血汤(《傅青主女科》)加减　水牛角(先煎)、生地黄炭、紫草、半枝莲、莲蓬炭各 30 克,生白芍 20 克,牡丹皮、北沙参、炙龟版(先煎)、鬼箭羽各 15 克,麦门冬 12 克,五味子、黄柏、枳壳各 10 克,制大黄 6 克。水煎服,每日 1 剂。主治阴虚火旺型子宫肌瘤。

(9)青海丸(《傅青主女科》)合固经丸(《医学入门》)化裁　熟地黄、龟版(先煎)、龙骨(先煎)各 15 克,山药、山茱萸、牡丹皮、麦门冬、白芍、白术、黄柏、黄芩、地骨皮、沙参、玄参、香附、石斛、五味子各 10 克。水煎服,每日 1 剂。主治阴虚火旺型子宫肌瘤。

(10)十全大补汤(《和剂局方》)加减　人参 10 克(另煎,或党参 15～30 克)、茯苓、白术、当归、白芍各 10～15 克,川芎、阿胶(烊化)、艾叶炭、蒲黄各 10 克,黄芪 30 克,熟地黄 15 克。出血多者加槐花 15 克,大蓟、小蓟各 9 克,茜草 9 克。此方主治气血双虚型子宫肌瘤。

25. 治疗子宫肌瘤的单方验方有哪些?

(1)化瘀止血软坚汤　岗稔根 40 克,益母草、何首乌各 30 克,生牡蛎、珍珠母各 20 克,桃仁、海藻、川续断各 15 克,乌梅、荆芥炭各 10 克。水煎服，每日 1 剂。适用于本病经来量多或经期延长者。

（2）化瘀消癥汤　桑寄生、何首乌各 30 克，生牡蛎、珍珠母、党参各 20 克，桃仁、橘核、乌药、海藻各 15 克，三棱、莪术、郁金各 10 克。水煎服，每日 1 剂。月经干净后口服。

（3）燥湿化痰散结汤　苍术 10 克，白术、橘核、乌药、桃仁、桂枝、法半夏各 15 克，陈皮 6 克，生牡蛎、珍珠母、云茯苓各 20 克，黄芪 30 克。水煎服，每日 1 剂。形体肥胖或痰积血瘀型患者于月经干净后服用。

（4）桂苓消瘤丸　本方含牡丹皮、桃仁、穿山甲各 10 克，茯苓 15 克，鳖甲、桂枝、赤芍各 12 克。共为细末，炼蜜为丸，每丸重 10 克。每日服 2 次，每次 1 丸。对服汤药不便者尤佳。

（5）消囊丸　刘寄奴 14 克，当归、海藻、半枝莲、黄药子、天葵子、鸡内金各 15 克，桃仁、水蛭、败酱草各 20 克。制成蜜丸 20 丸，每次 1 丸，每日 2 次口服。用化瘤汤[当归、黄芪、白花蛇舌草、石见穿各 15 克，白术 25 克，水蛭、鸡内金（均研末冲服）、桃仁、半枝莲各 20 克，侧柏叶 40 克，丹参 30 克；气滞者加丁香、木香、青皮；血寒加桂枝、乌药]，每日 1 剂，水煎分 3 次服，小腹痛、下血夹瘀块停服。共治 35 例，治疗 25～60 日，治愈 32 例，显效 2 例，有效 1 例，总有效率 100%[天津中医学院学报,1995,14(3):22]。

（6）清宫汤　柴胡、龙骨、牡蛎、海藻、马齿苋各 15 克，牡丹皮、白芍、桃仁、茯苓、穿山甲、桂枝、乌梅、延胡索、川续断、枳壳、甘草各 10 克，白僵蚕 5 克。水煎服，每日 1 剂。气滞血瘀者加丹参 30 克，香附 9 克；肝郁湿热者加败酱草 15 克，马鞭草 10 克，气血两虚者加党参、当归各 20 克；阴寒凝滞者加附片 9 克，小茴香 6 克。每日 1 剂，水煎服，2 周为 1 个疗程。共治 38 例，治疗 4～6 个疗程，治愈 32 例，有效 4 例，无效 2 例，总有效率为 94.7%[国医论坛,1995,10(6):33]。

(7)消瘤汤 夏枯草 20 克,王不留行 30 克,丹参、牡蛎各 15 克,当归、香附、莪术各 12 克,桃仁、桂枝各 9 克,水蛭、皂角刺各 6 克,穿山甲(先煎)5 克。腹痛甚者加五灵脂 9 克,醋延胡索 10 克;少腹下坠加乌药 9 克,橘络 6 克;气虚者加黄芪 20 克;血虚者加鸡血藤 10 克。配服补血宝、维生素 B$_{12}$等。每日 1 剂,水煎服,经期停用。共治 26 例,痊愈 10 例,显效 12 例,无效 4 例,总有效率为 85%[河北中医,1993,15(1):18]。

(8)宫宝汤 海藻、甘草、乌梅各 6 克,三棱、莪术各 9 克,白芍 10 克,黄芪 20 克,桂枝、炮姜各 6 克,茯苓 9 克,川续断 9 克。暴崩下血或下血不止者加乌梅炒炭用,出血不多或血止后则生用。经期或出血多无明显瘀血者,活血化瘀药可适当减量,加三七粉(冲服)3~5 克;气虚者加人参 15 克,白术 6 克;血虚者加桂圆肉、阿胶各 9 克,红枣 6 枚;肾虚者加旱莲草 9 克,熟地黄 15 克;阳虚者加艾叶 9 克,附子 6 克;血热者去桂枝、炮姜,加生地黄、马齿苋各 10 克,贯众炭 15 克;湿热偏重加石见穿 9 克,番白草 6 克;气滞者加香附、郁金各 9 克。每日 1 剂,水煎服。本方对直径<4 厘米肌瘤疗效较佳[浙江中医杂志,1993,28(2):75]。

(9)化瘀破癥汤 海藻 45 克,丹参、瓜蒌各 30 克,橘核、牛膝、山楂各 20 克,赤芍、蒲黄、五灵脂各 15 克,三棱、莪术、延胡索、血竭、连翘、山甲珠、桂枝、半夏、贝母、香附、青皮各 10 克。肝郁者加柴胡 15 克;闭经者加红花 10 克;月经过多者加地榆炭 30 克;带下量多加菟丝子 20 克;病程 2 年以上者三棱、莪术各 20 克。水煎服,每日 1 剂。共治 31 例,服药 15~65 剂后,均获痊愈[贵阳中医学院学报,1993(1):25]。

(10)参茜固经冲剂 人参(另煎)、升麻、茜草、大蓟、小蓟、山楂、槐花、海螵蛸各 10 克,生地黄 15~30 克,白芍 10~15 克。

出血过多,夹血块者加花蕊石(先煎)9克,贯众炭15克,炮姜炭10克,三七末(分冲)5克;血虚、头晕目眩者加熟地黄15克,何首乌9克,阿胶(烊化)9克,旱莲草15克,女贞子10克。

(11)化瘀除湿汤　柴胡、龙骨、牡蛎、马齿苋、海藻各15克,牡丹皮、白芍、茯苓、桃仁、桂枝、乌梅、延胡索、续断、枳壳、甘草、穿山甲各10克,白僵蚕5克。气滞血瘀加香附9克,丹参15克;肝郁湿热加败酱草15克,马鞭草10克;气血两虚加党参、当归各20克;阴寒凝滞加附片6克,小茴香9克。每日1剂,水煎服。2周为1个疗程,治疗4~6个疗程。本方共收治38例,治愈32例,有效4例。

(12)通经散结汤　王不留行100克,夏枯草、生牡蛎、紫苏子各30克。水煎服,每日或隔日1剂,30剂为1个疗程。

26. 治疗子宫肌瘤的针灸疗法有哪些?

方1:取子宫(一般双侧,个别单侧,针刺0.8~1.0寸深)、曲骨、横骨(均直刺0.6~0.8寸)穴。针前排空小便,3穴交替使用,并配合腰部及下肢穴位,常配耳穴皮质腺,留针5~20分钟。隔日1次,10次为1个疗程。

方2:主穴取子宫(双侧)、曲骨,交替使用;配穴取肾俞、大肠俞(双侧);耳穴取皮质下。采用平补平泻法,待得气后,留针20分钟。隔日1次,10次为1个疗程。用此方治疗子宫肌瘤1 006例,痊愈率为70.67%,显效18.18%,好转8.35%,总有效率97.2%[中国针灸,1991(3):11]。

方3:主穴为关元、中极、归来、血海、地机、子宫。配穴为八髎、秩边、三阴交、阴挺、足三里。方法与手法:每日针治1次,每次选穴5~6个为一组,每组可取主穴3~4个,配穴2~3个,各组穴位轮换选取。宜采用苍龟探穴手法(一种重刺激、长时间留针的泻法),可配合温灸,经期暂停治疗。此方治疗30例,痊愈20例,显效6例,好转3例,总有效率96.7%[江西中医药,1995(1):44]。

方4:甲组取中极、气冲、次髎穴;乙组取大赫、三阴交穴。两组交替使用。腹部穴手法捻转轻泻,次髎穴以泻为主,三阴交穴平补平泻。隔日1次,10次为1个疗程。治疗30例,显效16例,有效10例,总有效率81.25%[上海针灸杂志,1992(1):18]。

方5:取穴①关元、子宫(双)、曲骨、三阴交(双)。②气海、中极、横骨(双)、蠡沟(双)。针法:气海、关元、中极穴直刺进针1.5～2.0寸,曲骨、横骨直刺进针0.5～0.8寸,针子宫穴取45°斜刺进针2.5～3.0寸达宫体。三阴交、蠡沟穴进针1.5～2.0寸。均平补平泻,捻转得气,留针30分钟,行针1次。两组交替取穴,隔日1次,10次为1个疗程,疗程间隔3～5日。共治78例,经治4个疗程后,痊愈36例,显效(肌瘤缩小2/3,自觉症状消失)32例,好转(肌瘤缩小不明显,自觉症状消失)9例,无效1例,总有效率为98.72%[中国针灸,1991,11(5):25]。

方6:①甲组取中极、气冲、次髎。②乙组取大赫、三阴交穴。针法:针前排空小便,腹部穴用30号1.5寸毫针直刺25～30毫米,捻转泻法,使针感向会阴部放射,留针25分钟;次髎穴用28号2.5寸毫针直刺入第2骶后孔,捻转提插泻法,针感向小腹部传导,得气后立即出针;三阴交穴平补平泻,针感向上传导,得气后留针25分钟,隔日1次,10次为1个疗程。共治52例,治疗3～6个疗程,显效16例,有效10例,无效6例,总有效率为81.25%[上海针灸杂志,1992,11(1):18]。

27. 放射治疗子宫肌瘤的禁忌证有哪些?

用药物治疗无效而又有手术治疗禁忌或拒绝手术治疗者,可选择放射治疗。但是,放射治疗也有一定的禁忌证:

一是40岁以下患者一般避免使用放疗,以免过早引起绝经症状。

二是黏膜下肌瘤（基底部宽的黏膜下肌瘤可行 X 线治疗）。在镭疗后易发生坏死，而引起严重的宫腔、盆腔感染。

三是盆腔急或慢性炎症，尤其疑有附件脓肿的不宜使用，因为放射治疗可激发炎症。

四是肌瘤超过 5 个月妊娠子宫大小者或子宫颈肌瘤，宫腔内置镭常不能获得预期效果。

五是子宫肌瘤有恶性变或可疑者。

六是子宫肌瘤与卵巢瘤同时存在。

28. 子宫肌瘤的热敷疗法是怎样做的？

穿山甲 20 克，当归尾、白芷、赤芍各 10 克，小茴香、生艾叶各 30 克，共碾粗末，装入长 25 厘米、宽 17 厘米的净白布袋内。置小腹上，上置热水袋。每晚 1 次，每次 30 分钟。治疗 3 个月后，总有效率为 93.8％。

29. 子宫肌瘤的灌肠疗法是怎样做的？

灌肠药拟定具有行气活血、化痰利湿，软坚散结，祛瘀消癥功效的活血消癥方：桃仁、川芎、三棱、莪术、穿山甲、木通、路路通、陈皮、枳实、昆布、牡蛎各 15 克，䗪虫 12 克。肥胖痰湿者加夏枯草、法半夏各 15 克。将上药煎煮成药液，用中号导尿管插入肛门，将药液注入直肠，直肠吸收的药物在盆腔弥散，直达子宫，在一定时间内维持局部药物的有效浓度。用法：灌肠方浓煎至 100 毫升，保留灌肠 2 小时，每日 1 次，30 次为 1 个疗程。经期量多时停止灌肠。

灌肠的同时配合中药内服。按中医辨证分为三型施治：

（1）脾肾两虚型　症见月经提前，量多或淋漓不止，色淡红，面色苍白或虚浮，精神不振，乏力气短，腰酸腿软，白带量多，舌淡,苔薄白,脉细弱或沉溺。方药:党参、黄芪、山药、熟地黄、茯苓各15克,白术、续断、巴戟天各9克,陈皮7克,鸡血藤20克。

(2)气滞血瘀型 症见经行量多或不规则出血,经色略红,夹有血块,小腹胀痛,舌质暗红或舌边有瘀点,脉沉涩或弦紧。方药:当归、川芎、赤芍、红花、陈皮各9克,丹参、川牛膝各10克,桃仁12克,川楝子、香附、乌药各15克。

(3)肝肾阴虚型 症见月经提前,量多,色红稠黏,两颧潮红,手足心热,头晕耳鸣,烦躁不安,带下量多,色淡黄无臭味,腰腿软,舌红少苔,脉细弦或微数。方药:生地黄、熟地黄、山药、山茱萸、枸杞子、怀牛膝、煅龙骨、煅牡蛎、夏枯草各15克,女贞子、白芍各12克,牡丹皮、陈皮各9克。每日1剂,水煎服。治疗54例子宫肌瘤,痊愈30例,显效10例,有效6例[中医杂志,1991(10):60]。

30. 子宫肌瘤的内外合治疗法有哪些?

方1:

①内服消癥汤:当归、川芎、生山楂、益母草、泽兰、三棱、乌药、阿胶(烊化)、荆芥、生水蛭、肉桂粉(剂量酌情而定,但后2味<3克)。每日1剂,水煎服。

②外敷祛瘀止痛膏:五灵脂、生蒲黄、夏枯草各20克,穿山甲、血竭各30克,米醋500毫升。方药浸泡24小时,慢火煎40分钟,去渣,文火煎15分钟,成膏糊,外敷,隔日1次,1个月为1个疗程。

共治42例,治愈6例,显效25例,有效11例,无效2例,总有效率95.2%[陕西中医,1996(12):54]。

方2:

①内服花粉消癥汤。药用天花粉100克,香附、赤芍、生黄芪、

防风各 20 克,仙鹤草、生地榆、全瓜蒌、昆布各 30 克,当归、海藻、穿山甲、橘叶各 10 克。白带频注加芡实 9 克,蛇床子 6 克;崩漏不止加琥珀 9 克,参三七 6 克;腹痛加乌药 9 克,九香虫 6 克;小腹胀满加莪术 9 克,木香 10 克;腰痛加巴戟天、桑寄生各 9 克;小便不利加茯苓、生薏苡仁各 9 克;贫血加阿胶、桂圆肉各 9 克;黏膜下肌瘤加天门冬 9 克,瓦楞子 6 克;浆膜下肌瘤加血竭、鳖甲各 6 克。每日 1 剂,水煎服。

②外用软坚平癥散。药用山甲 20 克,当归尾、白芷、赤芍各 10 克,小茴香、生艾叶各 30 克。外用方共研细末,装入长 25 厘米、宽 17 厘米的净白布袋内,置于小腹上,上置热水袋,每次 30 分钟。30 日为 1 个疗程。

共治 81 例,治疗 3 个疗程后,治愈 69 例,好转 7 例,无效 5 例,总有效率为 93.8%[江苏中医,1991(5):20]。

31. 子宫肌瘤的中西医结合疗法有哪些?

方 1:用更血停,醋酸棉酚 20 毫克,氯化钾 250 毫克,维生素 B_6 15 毫克,维生素 B_1 10 毫克,地西泮(安定)0.125 毫克,混合加工制颗粒,装 1 粒胶囊,每晚饭后服 1 粒,30 天为 1 个疗程。共治疗 175 例,显效 57 例,有效 112 例,无效 11 例。

方 2:用中药以活血散结、破瘀消坚法为主,主方组成:桂枝 6 克,茯苓、牡丹皮、桃仁各 9 克,赤芍 12 克,加强活血破瘀加鳖甲、穿山甲;肥胖痰湿加半夏、浙贝母、夏枯草、海藻、昆布;气虚加党参、黄芪、白术;血虚加当归、阿胶;经期出血量多选加三七、黑地榆、茜草炭、海螵蛸、龙骨、牡蛎、仙鹤草、紫珠草。通常每日或间日服药 1 剂,1 周为 1 个疗程,每月 2 个疗程。28 例患者同时皆给予口服维生素 A、维生素 B_1、维生素 E。17 例配合使用丙酸睾酮肌内注射或甲基睾丸素舌下含服,11 例未配合。经期出血量多,予以口服麦角流浸膏、益母草流浸膏,肌内注射催产素或抗血纤溶芳酸,肌内注射维生素 K$_1$ 或卡巴克洛(安络血)等加强止血。总有效率为 92.86%。

　　子宫肌瘤多属气滞血阻所致,故治疗遵循"留者散之,坚者软之,宜导而下之"的原则,采用活血理气,软坚散结之法,随病情及不同周期兼补清温。基本方:当归、水蛭、丹参、三棱、莪术、生蒲黄、陈皮、香附、荔枝核、桔梗、甘草。非经期脾虚气弱,倦怠无力加党参、山药、白术;肾虚不育,黄体期加菟丝子、枸杞子、熟地黄;湿热内蕴伴白带多色黄加卷柏、皂角刺、败酱草;寒凝胞宫,腹中胀痛,肠鸣,白带清稀量多加沉香、小茴香、细辛。经期出血量多,经期延长去三棱、莪术、蒲黄,加贯众炭、棕榈炭;若淋漓不断日久,加海螵蛸、煅牡蛎、茜草根。此外应用二氧化碳激光辅助提高疗效:以局部经络穴位照射配合中药内服,通过光灸作用刺激经络穴位对人体的脏腑组织产生调节,在服药 1～3 小时内,根据病变部位选用穴位。前壁肌瘤用子宫、曲骨、中极、关元穴。后壁肌瘤用八髎穴。照射距离 1.2 米,照射 15～20 分钟,月经第 6 天开始照射,1 周 1 个疗程。治疗 12 例,肌瘤消失 5 例,缩小 1/2 以上者 4 例,缩小 1/3 以上者 1 例[天津中医,1991(2):25]。

32. 子宫肌瘤的饮食疗法有哪些?

　　方 1:益母草 50～100 克,陈皮 9 克,鸡蛋 2 个,加水适量共煮,蛋熟后去壳,再煮片刻,吃蛋饮汤。月经前每日 1 次,连服数次。

　　方 2:延胡索、艾叶、当归各 9 克,猪瘦肉 60 克,食盐少许。将前 3 味加水 750 毫升,煎成 250 毫升,去药渣,再入猪肉煮熟,用食盐调味服食。月经前每日 1 剂,连服 5～6 剂。

　　方 3:未孵出的带毛鸡(鸭)蛋 4 个,生姜 15 克,黄酒 50 毫升。先将带毛鸡(鸭)蛋去壳、毛及内脏,加黄酒、生姜同煮熟,调味后服食。月经前每日 1 剂,连服数日。主治血瘀型子宫肌瘤。

方4:丝瓜子9克,红糖适量,黄酒少许。把丝瓜子焙干,水煎取汁,加黄酒、红糖调服。月经前每日1次,连服3~5天。主治血瘀型子宫肌瘤。

方5:白术250克,苍术250克,茯苓250克,生姜150克,红枣100枚。前3味洗净烘干,研细过筛,大枣去核,生姜研成泥后去姜渣。以姜枣泥调和药粉为膏,防腐贮存备用。早、晚各服30克,米酒送服。主治痰湿型子宫肌瘤。

方6:薏苡根30克,老丝瓜(鲜品)30克,水煎取汁,加红糖少许调味服食,每日1剂,连服5天。主治痰湿型子宫肌瘤。

方7:消瘤蛋。鸡蛋2个,壁虎5只,莪术9克,加水400毫升共煮,待蛋熟后剥皮再煮,弃药食蛋,每晚1次。功效:散结止痛,祛风定惊。适宜气滞血瘀型子宫肌瘤。

方8:二鲜汤。鲜藕(切片)120克,鲜白茅根(切碎)120克,用水煮汁当茶饮。功效:滋阴凉血,祛瘀止血。适宜月经量多,血热瘀阻型子宫肌瘤。

方9:银耳藕粉汤。银耳25克,藕粉10克,冰糖适量,将银耳泡发后加冰糖炖烂,入藕粉冲服。有清热润燥止血的功效。适宜月经量多,血色鲜红者,还可预防子宫肌瘤。

33. 治疗子宫肌瘤选用什么方法好?

子宫肌瘤的治疗手段有许多,如激素治疗、手术治疗、介入治疗、中药治疗、自然疗法等。那么选用什么方法最好呢?

其实,保守治疗与手术,西药与中药各有所长。在选择治疗方法与手段时,应根据以下情况来判断:

(1)根据年龄因素 一般认为子宫肌瘤形成与过量的雌激素有很大的关系。因此,若患者年龄在40~50岁以上,并开始有绝经现象的,临床上又无明显出血过多、疼痛等症状的,则可采取围绝经期的期待疗法。这种方法不用任何药物和其他手术性的治疗。每 3 个月进行一次妇科内诊、B 超检查。若无瘤体快速增长、出血、疼痛症状未加剧,则可通过年龄的增大,性激素水平的日益下降,"期待"子宫肌瘤的日渐萎缩。

（2）根据瘤体大小因素　肌瘤大小相当于妊娠子宫 2 个月（5 厘米）以上的,一般应考虑手术。此外,若肌瘤生长速度较快的,瘤体向腹腔内突出并有扭转倾向的也应手术切除。当然,确定手术还应考虑其他适应证如严重贫血、心脏疾患、全身状况等。

（3）根据症状因素　子宫肌瘤的主要症状是:阴道出血、瘤体压迫膀胱与输尿管或盆腔静脉所导致的尿频尿急、肾盂积水、下肢水肿、下腹部或腰背部疼痛坠胀感、白带增多、不孕症等。

34. 子宫肌瘤的预防措施有哪些?

（1）避免人工流产　人工流产次数多会导致子宫肌瘤,因此夫妻双方应积极采取主动避孕措施,尽量避免或减少人工流产次数。

（2）调节饮食　妇女应该多吃含蛋白质、维生素的食物。如果月经量过多,要多吃富含铁质的食物,以防缺铁性贫血。饮食定时定量、坚持低脂肪饮食,多吃瘦肉、绿色蔬菜和水果,多吃五谷杂粮,常吃富含营养的干果类食物如花生、瓜子等,忌辛辣、酒类 、冰冻食物。

（3）定期去医院复查　如果发现子宫肌瘤,一般应 3~6 个月复查 1 次,如肌瘤增大较明显,出血严重,则应进行手术治疗。

（4）保持乐观的心态　心情愉快是非常重要的事情,每个人都不可能一帆风顺,压力与不顺处处存在,所以必须摆正心态,以乐观的心情面对人生。

35. 如何及时发现自己患了子宫肌瘤?

如果出现以下情况,应考虑是否患了子宫肌瘤:

(1)**月经变化** 大多数子宫肌瘤会引起月经的改变,一般为月经量多,经期延长,月经周期缩短等。

(2)**白带增多** 子宫肌瘤使子宫腔面积明显增大,子宫内膜腺体增多,分泌相应增加,故白带增多。如合并子宫内膜炎,或黏膜下子宫肌瘤发生感染、坏死时,可出现脓性白带,有臭味。

(3)**疼痛** 大多数子宫肌瘤无疼痛症状。当肌瘤较大时,可出现小腹坠胀,腰酸。黏膜下子宫肌瘤刺激子宫收缩时,可引起痉挛性腹痛。浆膜下子宫肌瘤发生蒂扭转时,可出现急性腹痛。妊娠期肌瘤发生红色变性时,可产生剧烈腹痛。

(4)**腹部包块** 当子宫肌瘤较大,长出骨盆腔后,可在腹部触到包块,一般晨起排尿后触得较明显。

(5)**压迫症状** 肌瘤增大后,可压迫邻近器官,出现各种症状。例如,子宫前壁的肌瘤可压迫膀胱发生尿频、尿潴留,子宫后壁的肌瘤可压迫直肠引起便秘,阔韧带内肌瘤压迫输尿管出现肾盂积水等。

(6)**不孕** 30%的子宫肌瘤病人伴有不孕症,即使受孕,也易发生流产。

(7)**贫血** 子宫肌瘤的病人常有月经的改变,由于大量失血,可出现继发性贫血。

36. 子宫肌瘤病人平时应注意哪些事项?

子宫肌瘤病人在日常生活中应注意:

(1)调节情绪,防止大怒大悲、多思多虑 应尽量做到知足常乐,性格开朗、豁达,避免过度劳累,这样五脏调和,气行疏畅,气行则血和,气血和则百病不生。

(2)应注意节制房事,以防损伤肾气,加重病情　更应注意房事卫生、保持外阴清洁,以防止外邪内侵,入里化热,凝滞气血,加重病情。

(3)其他

①应定期检查,严密观察肌瘤的生长速度。

②年龄较大的女性,肌瘤在短期内迅速增大或绝经后又有阴道流血,应警惕是否发生恶变。

③可采取中药、西药与自然疗法的综合治疗。

④子宫出血量多应引起注意或送医院进行救治。

⑤子宫肌瘤较大,符合外科手术指征的,应考虑手术治疗。

⑥日常饮食宜多吃些新鲜水果、蔬菜、海带、海蜇、蘑菇、木耳、山楂等食品,忌食生冷辛辣酸涩食品。气血虚弱者饮食宜富于营养,并有利湿功能的食品等。

37. 子宫肌瘤的常见并发症有哪些?

(1)感染及化脓　肌瘤感染多系瘤蒂扭转或急性子宫内膜炎的后果,血源性感染极为罕见。感染有时可为化脓性,少数病例在肿瘤组织中形成脓肿。

浆膜下肌瘤蒂扭转后发生肠粘连,可受肠道细菌感染,发炎的肌瘤与子宫附件粘连,引起化脓性炎症。

黏膜下肌瘤最易发生感染,常与流产后或产褥期急性子宫内膜炎并存。有些是刮宫术或产科手术的损伤所引起。由于肿瘤突出或手术创伤常使肿瘤包膜破裂,破裂后就易感染而发生腐崩。腐崩常引起严重不规则出血及发热。排出之腐败碎屑因坏死组织失去着色反应,镜检常不能得到结果。

(2)扭转　浆膜下肌瘤可在蒂部发生扭转,引起急性腹痛。

瘤蒂扭转严重者若不立即进行手术或不能自行转回,则可能由于瘤蒂扭断而形成游离肌瘤。扭转的肌瘤也可带动整个子宫,引起子宫轴性扭转。子宫扭转的部位多在子宫颈管内口附近,但这种情况极少发生,多由于较大的浆膜下肌瘤附着在子宫底部而子宫颈管又较细长所致。症状、体征与卵巢囊肿蒂扭转近似,只是包块较硬。

(3)子宫肌瘤合并宫体癌　子宫肌瘤合并子宫体癌者占2%,远较子宫肌瘤合并宫颈癌为高。故更年期子宫肌瘤患者有持续子宫出血,应警惕有无子宫内膜癌同时存在。在确定治疗前,应做诊断性刮宫。

(4)妊娠　子宫肌瘤合并妊娠。

(5)贫血　因长期慢性出血除继发贫血,甚至可造成贫血性心脏病。

(6)附件炎　因出血感染而并发附件炎或盆腔炎。

38. 妊娠合并子宫肌瘤如何处理?

肌瘤直径小于6厘米大小而无症状者,定期产前检查,注意肌瘤有无红色变性,绝大多数孕妇均可经阴道分娩,无需特殊处理。

肌瘤直径大于6厘米,而无症状,在定期产前检查时,需密切观察肌瘤发展情况,至妊娠大于37周时,根据肌瘤生长部位、胎儿及孕妇情况,决定分娩方式。如肌瘤位于子宫下段,易发生产道阻塞,胎头高浮不能入盆者应选择剖宫产术;如子宫下段前壁肌瘤在妊娠后期随增大的子宫逐渐上升至腹腔,胎头可下降入盆,顺利分娩。故妊娠合并子宫肌瘤不必过早进行手术处理。

39. 聪明女人应该如何呵护子宫?

子宫是女性特有的器官,是孕育生命的摇篮,从青春少女开始直至晚年,都要保护好自己的子宫。这对妇女身心健康与延年益寿,有着十分重要的意义。

子宫是女性最重要的生殖器官,肩负着孕育和分娩胎儿的重要使命。正常成年妇女的子宫在未受孕时,它的大小与形状都像一个倒置的梨,前扁平、后稍凸,夹在膀胱和直肠之间,长7～8厘米,宽5厘米,厚3厘米。怀孕后子宫变得很大,能容得下3～4千克体重的胎儿。子宫分为宫底、宫体和宫颈3个部分。有3个通道,2个与输卵管相通,1个通阴道。一旦男精女卵在输卵管相遇受精后,经过4～5天的跋涉才到子宫。

子宫在雌激素和孕激素的影响下,长得厚厚的,为受精卵准备了舒适的条件。受精卵在舒适的子宫中发育成五官俱全的小生命。所以说,人们给子宫冠以"生命摇篮"、"胎儿宫殿"的美称,它的确受之无愧。因而,从子宫发育成熟开始,履行自己的繁重使命——形成并排出月经,生儿育女,直至衰老退居二线,始终面临着各种伤病的威胁,如果自己不注意防护,会严重损害健康,甚至危及生命。

那么,怎样保护子宫呢?以下几点,不可疏忽大意:

(1)坚持避孕,计划生育　科学研究发现,女性以24～29岁生育为最佳年龄。计划生育对保护母婴健康及优生优育大有裨益。但是,有的育龄妇女既不采取避孕措施,也不做绝育手术,认为怀了孕没关系,反正有人工流产补救。也有的女青年在恋爱期间,草率行事,未婚先孕,只得做"人流"。如此反复多次人工流产,很容易造成宫腔感染、宫颈或宫腔粘连,导致继发性不孕。人流术一般不能直视宫腔,往往有少数因术前未查清楚子宫位置、大小,手术时器械进入方向与子宫曲度不一致,或用力过猛等而造成子宫损伤,甚至穿孔。

因此,必须明确多次妊娠每增加1次,子宫就增加一分风险。据调查,怀孕3次以上,子宫患病及发生危险显著增加。如果反复人工流产,特别是短期内重复进行,对子宫损害最大,千万不要认为人工流产是一桩小事。

(2)洁身自爱,防止性乱　有的女性不能正确对待性生活,甚至有的性生活放纵,尤其是与多个男子发生两性关系,或不注意性生活卫生,子宫则是首当其冲的受害者。不洁的性交,最容易引起子宫内膜炎、宫颈糜烂。宫颈糜烂者,子宫癌的发病率比非糜烂者高7倍以上。性交后阴道出血或少量不规则的流血,常是宫颈癌的早期征兆。

因此必须明确,女性性生活放纵或未婚先孕、早孕,将会对自己的身心健康造成损害,常是宫内感染、宫颈糜烂及子宫癌发病的直接原因。不洁的性生活,还包括男性龟头包皮垢对宫颈的刺激,也是导致子宫损害的因素之一。妊娠期,在初期3个月和临产前2个月,最好禁止性生活,否则会引起流产或早产,对子宫有很大的损害。

(3)围产保健,预防宫脱　怀孕后定期进行产前检查是母子平安的重要保障。如果忽视产前检查,就不能及时发现胎儿的异常,往往易出现难产或子宫破裂等严重后果。如难产、多胎、过期分娩时产程过长,用力过猛或处理不当,可造成子宫周围韧带损伤、严重者子宫破裂等。也有产后不注意休息,经常下蹲劳动或干重活,使腹压增加,子宫就会从正常位置沿着阴道向下移位,医学上称为子宫脱垂,简称"宫脱"。病人有下腹、阴道和会阴下坠感,出现腰酸背痛、局部肿胀、溃疡、白带增多等,严重者可终日子宫脱在外面,须用手托方能回纳,非常痛苦。

(4)严守"三不",保护子宫　子宫这块圣地的受损与分娩不当有着密切的关系。因此,必须做到"三不":

一是不要私自堕胎。有些人出于种种原因,私自堕胎或找江湖医生进行手术,这样做的严重后果是,子宫破损或继发感染甚多。

二是不要滥用催产素。在一些偏远农村,当孕妇分娩发生困难时,滥用催产素的时有发生,这相当危险,可导致子宫破裂等。

三是不要用旧法接生。少数农村仍沿用旧法接生,包括在家自接,这对产妇和胎儿是一种严重威胁。

(5)定期妇科检查,有病早治 除产前检查外,一般可每半年或1年到正规医院进行妇科检查,尤其是检查生殖器部位的病兆,不必害羞回避,应如实回答医生询问。有人称子宫是"多事之秋",是许多妇科病发源地之一,如子宫肌瘤、宫体癌、宫颈癌、子宫脱垂、宫颈糜烂、子宫内膜异位等。一旦发现,都必须系统彻底治疗,万万不可大意。

十、子宫内膜异位症

1. 何谓子宫内膜异位症？

子宫内膜异位症是妇科的常见病、疑难病，是一种不受种族、地区和经济状况限制的世界性疾病。发病年龄多在 30～40 岁之间，且发病率有逐年上升、发病年龄有逐渐下降的趋势。据统计资料表明，子宫内膜异位症的发病率已占育龄妇女的 10% 左右，其主要临床表现为渐进性痛经、月经不调和不孕不育等症状。由于其病程缠绵、反复发作，给广大育龄妇女的生育和身心造成巨大的痛苦和经济负担。

子宫内膜异位症（简称内异症）是由具有生长功能的子宫内膜出现于子宫体腔内壁以外部位引起的疾患。如果在某种因素干扰下，具有活性的子宫内膜组织"跑"到人体其他部位，如子宫肌层内，可形成子宫腺肌病、腺肌瘤；若异位发生在卵巢，则形成巧克力囊肿，也可发生在子宫骶韧带、肠壁、剖宫产手术瘢痕、阴道侧切口上，少数可异位到肺、胃、膀胱、口唇、鼻腔等。异位的子宫内膜组织随经血逆流入盆腔，在子宫以外的部位种植，并同月经一起周期性地出血。由于这些血液没有出路，可逐渐瘀积增大，造成痛经、不育、巧克力囊肿等。

子宫内膜异位症在组织上是良性的，但临床行为及表现和恶性肿瘤一样增生、浸润、扩散，甚至经血管播散和远处转移。只要有卵巢组织分泌激素，该病就逐渐加重，所以说该病是一种雌激素依赖性疾病，是一种现代病，被称为"良性癌"。

2. 哪些人容易得子宫内膜异位症?

子宫内膜异位症是后天得的疾病,这种疾病与遗传及免疫各个方面都有关系,其中与遗传的关系非常大。作为子宫内膜异位症,其遗传因素占发病机制一半以上,如果这个人有家族史(上一辈有一个人患子宫内膜异位症),比如她的姑姑,她的妈妈,她的姨妈,只要有一个人患子宫内膜异位症,那么,她患这个病的风险比没有家族史的人就可能高 30 倍。

另外,子宫内膜异位症有一个非常有趣的佐证,如果是同卵的双胞胎,不管是姐姐还是妹妹,一个人患子宫内膜异位症,另外一个人有 80% 的机会会患子宫内膜异位症,在同一辈的姐妹之间遗传现象非常明显,如果同一辈的家族里面,姐妹之间有人患病的话,其他人患病的机会大概有 40%。这也是很有趣的问题,就是提醒有此家族史的人,如果出现子宫内膜异位症的症状,应抓紧时间去看医生,因为其患病的机会要比别人高很多。

3. 子宫内膜异位症的常见临床表现有哪些?

子宫内膜异位症的症状与体征随异位内膜的部位而不同,并与月经周期有密切关系。

(1)痛经 为一常见而突出的症状,多为继发性,即自发生内膜异位开始,患者诉说以往月经来潮时并无疼痛,而从某一个时期开始出现痛经。可发生在月经前、月经时及月经后。有的痛经较重、难以忍受,需要卧床休息或用药物止痛。疼痛常随着月经周期而加重。由于雌激素水平不断高涨,使异位的子宫内膜增生、肿胀,如再受孕激素影响则出血,刺激局部组织,以致疼痛。如系内在性子宫内膜异位症,更可促使子宫肌挛缩,痛经势必更为显著。异位组织无出血的病例,其痛经可能由血管充血引起。月经过后,异位内膜逐渐萎缩而痛经消失。此外,在盆腔子宫内膜异位症中,可查出许多炎症过程,很可能局部的炎症过程伴有活跃的腹膜病变,从而产生前列腺素、激肽和其他肽类物质引起疼痛或触痛。

但疼痛程度往往不能反映出腹腔镜检所查出的疾病程度。临床上子宫内膜异位显著,但无痛经者,占 25% 左右。妇女的心理状况也能影响痛觉。

(2)月经过多 内在性子宫内膜异位症,月经量往往增多,经期延长。可能由于内膜增多所致,但多伴有卵巢功能失调。

(3)不孕 子宫内膜异位症患者常伴有不孕。根据天津、上海两地报道,原发性不孕占 41.5% ~ 43.3%,继发性不孕占 46.6%~47.3%。不孕与内膜异位症的因果关系尚有争论,盆腔内膜异位症常可引起输卵管周围粘连影响卵母细胞捡拾或导致管腔堵塞。或因卵巢病变影响排卵的正常进行而造成不孕。但亦有人认为长期不孕,月经无闭止时期,可造成子宫内膜异位的机会;而一旦怀孕,则异位内膜受到抑制而萎缩。

(4)性交疼痛 发生于子宫直肠窝、阴道直肠隔的内膜异位症,使周围组织肿胀而影响性生活,月经前期性感不快加重。

(5)大便坠胀 一般发生在月经前期或月经后,患者感到粪便通过直肠时疼痛难忍,而其他时间并无此感觉,为子宫直肠窝及直肠附近子宫内膜异位症的典型症状。偶见异位内膜深达直肠黏膜,则有月经期直肠出血。子宫内膜异位病变围绕直肠形成狭窄者有里急后重及梗阻症状,故与癌相似。

(6)膀胱症状 多见于子宫内膜异位至膀胱者,有周期性尿频、尿痛症状;侵犯膀胱黏膜时,则可发生周期性血尿。

腹壁瘢痕及脐部的子宫内膜异位则出现周期性局部肿块及疼痛。

子宫内膜异位症还常有以下体征:内在性子宫内膜异位症患者往往子宫增大,但很少超过 3 个月妊娠。多为一致性增大,也可能感到某部比较突出犹如子宫肌瘤。如为后位子宫,往往粘连固定。在子宫直肠窝、子宫骶韧带或宫颈后壁常可触及 1～2 个或更多硬性小结节,如绿豆或黄豆大小,多有明显触痛,肛诊更为明显,这点很重要。偶然在阴道后穹隆可见到黑紫色大出血点或结节。如直肠有较多病变时,可触及一硬块,甚至误诊为直肠癌。

如有上述症状并经妇科检查发现子宫后倾固定或欠活动,卵巢、输卵管有包块、子宫骶韧带或阴道后穹隆处触及结节状病灶,即可初步诊断。经盆腔 B 超或腹腔镜检查,即能明确诊断。应注意与盆腔炎症或炎性包块相鉴别。

4. 子宫内膜异位症需与哪些疾病相鉴别?

(1)子宫肌瘤　子宫肌瘤常表现类似症状。一般子宫内膜异位症痛经较重,为继发、渐进。子宫一致性胀大,但不甚大。如伴发其他部位异位内膜时,则有助于鉴别。确诊困难者可试用药物治疗,如用药 1～2 个月后症状迅速改善,诊断倾向于子宫内膜异位症。应当指出,子宫腺肌病可与子宫肌瘤同时存在(约10%)。一般术前较难鉴别,须待手术切除子宫的病理检查。

(2)附件炎　卵巢的子宫内膜异位症,往往误诊为附件炎症。二者都能在盆腔形成有压痛的固着包块。但子宫内膜异位症病人无急性感染病史,患者多经各种抗炎治疗而毫无效果。并应详细询问痛经开始时期及疼痛程度。这种病例往往子宫直肠窝处有异位内膜结节,如仔细检查当可查出,有助诊断。必要时可用药物试探治疗,观察有无疗效来鉴别。一般在卵巢的子宫内膜异位症,输卵管往往通畅。因此,可试用输卵管通水试验,如通畅,则可排除输卵管炎症。

(3)卵巢恶性肿瘤　卵巢癌误诊为卵巢的子宫内膜异位症,则延误治疗,故必须慎重。卵巢癌不一定有腹痛症状,如有往往也为持续性,不像子宫内膜异位症的周期性腹痛。检查时卵巢癌为实质感,表面凹凸不平,体积亦较大。卵巢的子宫内膜异位症还可能伴发其他部位的子宫内膜异位症,而兼有各该部位病变的体征。对于不能鉴别的患者,年龄大的应实行剖腹探查,年轻的可短时按子宫内膜异位症治疗,以观察疗效。

（4）直肠癌　当子宫内膜异位症侵犯直肠、乙状结肠而范围较广时,往往在该处形成硬块,造成部分梗阻,个别情况异位子宫内膜侵及肠黏膜引起出血,则更似直肠癌。但直肠癌的发生率远较肠子宫内膜异位症的发生率高。一般直肠癌患者体重减轻明显,肠出血较频,与月经无关,无痛经。肛诊时肿瘤固定于肠壁,肠壁四周皆狭窄。钡灌肠可见肠黏膜不平,钡充盈不良范围小。乙状结肠镜检看到溃疡、出血,活检可确诊。肠子宫内膜异位症体重不减轻,很少肠出血,个别出血也在月经期发生,痛经较重。肛诊时黏膜与其底部肿块不相粘连,仅前壁发硬。钡灌肠显示肠黏膜光滑,钡充盈不良范围广。

5. 引起子宫内膜异位症的因素有哪些?

子宫内膜异位症的发生,是以经血逆流,内膜种植为主的综合病因所致。诸多因素能促使子宫内膜异位的发生。

（1）月经疾病　尤其是月经周期缩短,月经频发,月经量多,经期过长,行经腹痛等,这些月经病,增加了经血由输卵管流至盆腔的次数和血量。行经腹痛的患者,特别是伴有剧烈腹痛的患者,由于血中前列腺素增多,会引起子宫强烈收缩,与此同时,更增加了经血逆流和子宫内膜碎片随之游离的机会。

（2）忽略经期卫生　月经期间,盆腔充血,子宫敏感,收缩的频率及强度增加,如果不注意情志调理,过分激动,紧张易怒,焦虑恐惧;劳累过度,剧烈运动,体位突变;尤其在行经期间不忌房事;妇科不必要的内诊检查,或过重的挤压;经期使用阴道栓等都容易增加经血逆流的机会和血量。

（3）妇科手术操作　多次做人工流产手术会使子宫腔内压力改变,子宫收缩,很难避免子宫内膜碎片和血液通过输卵管进入盆腔。近年来剖宫产手术增多,也增加了将子宫内膜种植在子宫肌壁、盆腔、腹壁等部位的机会。未严格掌握放置宫内节育器的规定及术后并发症处理不及时,均可增加经血逆流、子宫内膜种植的可能性。

（4）子宫位置不正　正常子宫位置为前倾前屈,以利于经血流出,如果子宫后倾后屈,尤其程度较重者,容易造成经血流出不畅,积聚于子宫腔,使子宫腔内的压力增加,给经血逆流进入腹腔创造了条件。

（5）生殖器官异常　包括先天发育异常和后天失误造成。先天发育异常,如子宫闭塞、阴道横隔、处女膜闭锁等。后天可因人工流产,宫腔、阴道手术,阴道用药等,形成宫颈、宫口、阴道、阴道口粘连,经血不能排出体外,宫腔内的压力增高,导致经血逆流,进入盆腔。因此,凡患有原发或继发闭经者,应及时检查治疗。

6. 子宫内膜异位症形成的机制是什么?

（1）子宫内膜种植学说　月经期脱落的子宫内膜碎片,随经血逆流经输卵管进入腹腔,种植于卵巢和邻近的盆腔腹膜,并继发生长和蔓延,发展成子宫内膜异位症。有生殖道畸形或梗阻的妇女常并发子宫内膜异位症,说明经血逆流可致子宫内膜种植。腹壁刀口子宫内膜异位或分娩后会阴伤口出现子宫内膜异位症,是手术者将将子宫内膜带至切口造成医源性种植。

（2）淋巴及静脉播散学说　在盆腔静脉或淋巴结中发现子宫内膜组织存在支持该论点。并认为远离盆腔部位的器官如肺、手、大腿的皮肤和肌肉发生的子宫内膜异位可能是淋巴或静脉播散的结果。

（3）**体腔上皮化生学说**　卵巢的生发上皮、盆腔腹膜、胸膜均起源于体淋巴及静脉播散腔上皮，反复受经血、激素或慢性炎症的刺激可以化生为子宫内膜样组织，形成子宫内膜异位症。

（4）**免疫学说**　有人认为在妇女免疫功能正常的情况下，月经期经输卵管流入腹腔的内膜细胞为局部免疫系统所杀灭，若局部免疫功能不足或逆流腹腔内的内膜细胞数量过多时，免疫细胞不足以将其杀灭，即发生子宫内膜异位症。也有报道，子宫内膜异位症患者有红斑狼疮或其他自身免疫性疾病史者为无该病患者的两倍。从实验结果表明，在子宫内膜异位症患者血清中免疫球蛋白 G（IgG）及抗子宫内膜自身抗体较对照组明显增加，其子宫内膜中 IgG 及补体沉积率亦高于正常妇女，故认为子宫内膜异位症可能是一种自身免疫性疾病。目前认为，子宫内膜异位症患者既可有体液免疫，即 B 细胞应答反应增强，亦可有细胞免疫，即 T 细胞免疫功能不足。上述免疫功能的异常是内膜异位的原因，还是内膜异位的结果仍有待确定。

（5）**遗传因素**　子宫内膜异位症患者一级亲代（女性）中患有同病者，明显高于对照组，然而并未发现与该病相关的特异性 HLA 抗原存在。

7. 为什么说子宫内膜异位症与穿紧身衣有关?

子宫内膜异位症（EM）在发达国家妇女总人群中的发生率约为 10%。其中以腹膜 EM 最多见，普遍认为其病因与经血逆流有关。其他相关因素为大龄、以往经产、长期应用宫内节育器及阴道塞，还有遗传及环境因素。近年来发现，紧身衣与 EM 发生亦有一定关系。

血浆胶体渗透压有助于腹腔液回流吸收到血流中，形成的组织间隙液体压平均约低于大气压 0.667 千帕（5 毫米汞柱），致使液体从宫颈缓慢上移至宫腔、输卵管，直至腹腔，与腹部组织间隙液体压相对应的必然有大约相当的正值实体组织压。在麻醉后犬的胃、结肠、腹腔以充水无张力球囊做的测量，正如预期的那样，为大于渗透压的 0.667 千帕（5 毫米汞柱，直接测量人类腹腔压亦相同）。给犬穿紧身衣，犬的肝脏有畸形及轻度组织学改变，在人类称之为"紧身胸衣肝"，是长期高于肝脏的腹内压导致的获得性功能障碍。

人类月经周期最初 3 天的峰值宫内压为 5.33～9.33 千帕（40～70 毫米汞柱），平均 1.07～6.93 千帕（8～52 毫米汞柱），痛经妇女则更高。这种明显高于腹内压的宫内压为子宫收缩所致。细如针鼻的子宫输卵管接口也趋向关闭，故无经血逆流。两次宫缩之间宫壁松弛，若宫颈关闭，这时宫内压约等于腹内压。若慢慢升高后的腹内压突然降低，即使宫颈未开，有厚硬肌壁的宫腔虽短时间维持已增高的宫内压，随之会有从宫腔到输卵管腔的压力梯度改变。可使宫内积存的血液及脱落的子宫内膜逆流。据此推理，若所穿之紧身衣达到腹内实体组织压持续轻微升高程度，而脱衣时恰好子宫输卵管接口于两次宫缩之间松开，经血则可逆流。依此道理，不穿增加腹内压衣服的妇女较少发生子宫内膜异位症。

现代已知，EM 多见于发达国家而少见于发展中国家。调查也发现近 30 年来，印度医学杂志中 20 000 余篇文章中仅有 4 例自发性 EM 报道，这与印度妇女不穿紧身衣有关。中非情况亦类似，而发达国家同期却有 5 000 余篇 EM 的文章报道（美国占一半）。用细导管和微型传感器测量输卵管及腹腔内压的梯度变化；用示踪剂置于宫颈管内，经子宫、输卵管闪烁影像测定逆流经血的流速及流量，均直接验证了上述推理。

综上所述，可以认为紧身衣与子宫内膜异位症发生有着某种关系，从公众健康角度考虑也应劝告妇女起码在经期不要穿紧身衣服。

8. 为什么说体形瘦易得子宫内膜异位症？

据调查,被诊断患有子宫内膜异位症的妇女,无论是确诊当时还是在过往的时间内,体形往往偏瘦。较高的体重指数(BMI)对这种病症有保护作用。

该症的一大特点是,沿子宫内膜生长的组织在腹腔另一侧生长,10％～15％的妇女在分娩过程中会出现这种情况,患者会感到慢性骨盆疼痛或性交痛等。

体重指数在 21.3～23.2 之间的妇女患这种病的机会相对较少,BMI 每下降 1 个点患病几率增加 12％～14％。

9. 得了子宫内膜异位症还能生育吗？

根据国内外统计,大约有半数左右子宫内膜异位症的患者同时患有不孕症。随着不孕症发病率的上升,子宫内膜异位症已经成为引起不孕的主要原因。因此得了子宫内膜异位症,是否还能生育,便成了多数患者急于了解的问题。

子宫内膜异位症为什么会造成不孕？到现在仍然是个谜。一般妇女不孕主要有两方面的原因。其中较多见的是输卵管闭锁,阻塞了精子和卵子会合的通道;其次是由于内分泌失调而没有排卵功能。但这两方面的原因都解释不了子宫内膜异位症患者的不孕。因为这类患者一般月经规律,有正常的排卵;且经过输卵管的检查,可见大多数输卵管是通畅的,然而在手术或腹腔镜检查的时候,往往可见输卵管周围包括伞端部分的粘连。因此,人们趋向于把内膜异位症的不孕,解释为粘连所引起的输卵管功能失常,而这些细微的功能改变可能影响到卵子的收集和运行,从而妨碍了受孕。此外,可能还有一些内分泌或免疫的因素。

为此,对于年轻渴望生育的患者,当前治疗的目标,不仅在于消除散布在盆腔里的子宫内膜异位病变,同时还应尽可能恢复生育功能。应用激素类的药物和手术治疗内膜异位症,均可能改进患者的受孕能力。一般认为,经过假孕疗法,大约有30％病例经治疗后受孕。而经过一次前面提到的所谓保守性手术,术中尽可能切除内膜异位病变,同时将子宫、输卵管和卵巢周围的粘连一一松解,并仔细修复创面,以减少再次粘连,术后妊娠率可达50％。因此,对于这些年轻病例,如盆腔内有明显的囊肿或结节,多倾向于及时进行一次保守性的手术,给患者提供一个较高的受孕机会。虽然这种手术后的复发率都比较高,但对于一位迫切要求生育的妇女说来,还是值得尝试的。

10. 子宫内膜异位症会变癌吗?

子宫内膜异位症会破坏女性的生殖系统,而且有转移、复发和很难痊愈的特性。子宫内膜异位症可能是终身性的疾病,如影随形的"疼痛"和"无后"的阴影令许多患者无法释然。同时,在我们的生活中还有多重的影响,包括人际关系、工作、每天早上是否有能力下床,甚至影响我们对生命的观点和看法。子宫内膜异位症的后遗症涉及我们生命所有的内在与外在,有些医师将它的症状和病程描绘成"良性的癌症"。

子宫内膜异位症是否会变成真正的癌症呢? 子宫内膜异位症是否会让我们置身于患癌症或其他疾病的风险中呢? 很不幸的是,诸多的研究报告证实确有可能。子宫内膜异位症的恶性转变的确会发生,有报告指出,子宫内膜异位症病灶处会癌化的机会高达 $0.7\% \sim 1.0\%$。

11. 子宫内膜异位症能自愈吗?

这是一个非常有趣的问题,子宫内膜异位症本身是一个激素依赖型的疾病,或者说是一个脏器依赖性的疾病,是靠着自身的卵巢分泌的雌激素来生长。

自愈的情况只能说有这个可能,这个可能的前提是自身体内雌激素水平降得非常低,以至于接近没有的时候,它就会痊愈,如果有这种情况,像育龄妇女就不可能有自愈,只能逐渐地发展。

什么时候自身雌激素水平没有呢? 就是到绝经期以后,当雌激素降低到原来 1/5 以下,此病就好了,这个要从妇女年龄来看。当这个妇女超过了 48 岁以后,就有自愈的机会,因为那个时候就绝经了,卵巢功能衰退,如果不是这种情况的话,就没有自愈的可能。

12. 为什么说子宫内膜异位症是痛经的罪魁祸首?

经常痛经的年轻女性要注意了! 如果痛经的程度和发作频率发生变化,或随月经周期而呼吸困难、咯血和流鼻血,那么有可能已经患上子宫内膜异位症。

妇产科专家指出,子宫内膜异位症是引发女性重度痛经的罪魁祸首,在导致不孕症的病因中居第二位,一旦患上后,就难以根治。患病后,病人卵巢内产生黑色糊状触痛性的巧克力囊肿,随病情的恶化,囊肿发生破裂,导致子宫粘连,影响生育。

子宫内膜异位症的病灶可经过血液转移到全身各部分,当转移到肺部时,会使病人在经期内发生气胸,出现呼吸困难、咯血和流鼻血的症状。目前医学界对子宫内膜异位症的发病原因尚无定论,但普遍认为它与经血反流有密切关系。

如果患者结婚生子,在妊娠之后异位的子宫膜会萎缩,使病情减轻。及早进行治疗,将不会影响女性生育。专家建议年轻女性应对痛经予以足够重视,月经期内避免剧烈运动,以免经血沿输卵管倒流回盆腔。

13. 为什么说患子宫内膜异位症的妇女易患宫外孕？

子宫内膜异位症患者较易患宫外孕。这是因为异位在输卵管间质部的内膜，致使管腔狭窄或阻塞，孕卵难以通过。另一方面，当孕卵与异位的内膜接触时，合体细胞从细胞滋养层细胞分化出来，并分泌一种溶解黏膜的蛋白分解酶，侵蚀异位膜使其形成一个缺口，让孕卵植入其中发育，从而导致在输卵管间质部发生宫外孕。

14. 为什么说子宫内膜异位症会造成性烦恼？

所谓子宫内膜异位，是指生长在子宫内壁上的内膜不在其位，而是"移居"它处。它移到什么部位就会给什么部位带来严重后果，同时也会给性生活带来烦恼。子宫内膜异位后，往往衍生痛经、月经不调、不孕，或出现肠道、泌尿道症状，还会发生令人痛苦的性交痛。性交痛则是由于子宫内膜异位于子宫直肠陷凹、子宫骶韧带、阴道直肠膈时，性生活中病灶受到牵拉而引起的。性交痛随性交的次数增多，性交幅度加大而加重，有时甚至难以忍受。这种疼痛的轻重，与子宫内膜异位的具体部位、病灶大小有一定关系，可以想像，如果每次性生活都得不到应有的享受，而是被剧烈疼痛、精神紧张、下腹不适所困扰，性生活是难以进行的，即使勉强从事，也是得不偿失。毫无疑问，这种欲罢而不能的烦恼，对患者心理、情绪及身体的影响是相当大的，极易造成心身两方面的恶性循环。

要消除子宫内膜异位症带来的性烦恼，其根本方法是彻底根除异位的子宫内膜。目前治疗的方法较多，如中西药或手术治疗，但必须在有经验的妇科医生指导下根据病情选择治疗方案，不可自行其事。对性交时疼痛症状较为严重者，应在经前期避免性生活,防止形成恶性循环而致性厌恶。此外,患者应避免过冷、过热刺激,避免过于劳累,避免烦恼或发怒,精神不可过于紧张,如出于应急,可服用益母草膏、复方丹参片、延胡索止痛片等中成药,对缓解疼痛也有一定效果。

15. 如何面对子宫内膜异位症?

现在的医疗技术进步,妇科医生已经能正确地诊断和治疗子宫内膜异位症。然而,女性怎么办,才能和这个良性但恼人的慢性疾病共处呢?

研究发现,子宫内膜异位有明显的遗传倾向,妈妈或姐妹有子宫内膜异位的女性,患病的机会比一般人高出7倍。因此,妈妈或姐妹有严重痛经或疑患有子宫内膜异位的女性,应该主动去检查,以利于早期发现,掌握治疗的先机。若是子宫内膜异位的患者,则应该按照医生的指示,定期回诊或检查。

寻找擅长治疗子宫内膜异位症的妇科医生。子宫内膜异位症虽然是很普遍的妇科疾病,但不同医生有不同的训练或专长,可透过家庭医生或亲朋好友的介绍,寻找子宫内膜异位症的专家。有经验的医生能给予适当的治疗,在去除疾病之外,维持病人最佳的生育能力,并减少症状和疾病的复发。

减少排卵的次数,可以减少子宫内膜异位组织的增生。怀孕是最自然的方式,吃避孕药是另一种选择。但是,肥胖和抽烟女性不适合吃避孕药,要和医生讨论做决定。

女性的身体要有健全的免疫系统,才能有力地吞噬处理流窜的经血和内膜组织。规律的生活、足够的休息和正确的饮食,能有效地提高免疫能力。调整生活中的压力,保持身心愉快也很重要,忧郁沮丧都会降低免疫能力。

养成爱运动的习惯。运动能增加体内男性激素的浓度,其有对抗女性激素的作用,原理和效果与服用达那唑(Danazol)药物或避孕药一样。研究显示,每周运动超过 2 小时的女性,得子宫内膜异位症的几率比没有运动者少了一半。

16. 子宫内膜异位症的治疗原则是什么?

子宫内膜异位症是临床较难治的疾病,不论单纯中医或单纯西医治疗,远期疗效都不令人十分满意。近年来中西医结合越来越受到人们的重视,将两者有机结合应用于临床,发挥各自的优势,取长补短,从而可提高临床疗效。

(1)减少激素类药物用量,配以中药治疗 由于子宫内膜异位症是激素依赖性疾病,故西医治疗以激素为主,但疗程长,往往需要半年以上,且不良反应较大,有男性化表现、闭经、绝经期综合征等。治疗期间尽管子宫内膜异位症在不同程度上得到缓解,但随之而来又给患者带来新的病痛,停药后复发率较高。如中西医结合,可先用激素疗法治疗 1～2 个月见效后即可停用,继而改服中药,根据临床症状、体征、舌脉辨证施治,以活血化瘀为主,分别治以疏肝理气、温经散寒、益气升阳、清热、补肾等法,同时结合月经周期的不同时期口服不同的汤药以调整月经周期,特别是在经期活血化瘀因势利导,使原有陈旧性瘀血病灶随经血而去,同时又可防止新的瘀血病灶产生。消除了痛经,并可起到调经助孕的作用,既减少了激素药的用量,又使机体阴阳达到平衡,气血调畅,祛除疾病,恢复健康的目的。而且中药无明显不良反应,在治疗期间可以妊娠,患者容易接受。

(2)人工流产术后用中药进行预防性治疗 从临床报道看,子宫内膜异位症发生率上升与人工流产、宫内置环密切相关。为降低本病的发病率,可采用中药对人工流产术后患者进行预防性治疗。口服中药促进宫内瘀血排出,以降低手术的应激反应,调节机体免疫功能的平衡,清除人流手术时宫腔内的血液反流入盆腔,减少本病的发生率。从预防角度看,中医中药治疗可起到举足轻重的作用。

(3)补肾活血将可能成为今后治疗的方向 中医学认为,子宫内膜异位症的产生主要是血瘀所致,故在治疗上始终不离活血化瘀。近年来,有人研究认为是由于肾虚而致血瘀,尤其是轻度子宫内膜异位症不孕原因的80%以上是由于高泌乳血症,卵泡发育障碍,黄体不健与未破裂卵泡黄素化所致。采用补肾养髓,疏肝活血化瘀,使本病的受孕率进一步提高。因此,中医辨证应以肾虚、肝郁血瘀更为科学。还有人认为,温肾药确有类似内分泌激素作用,能调节性腺和肾上腺功能,并激发肾上腺释放皮质素。另外,补肾药具有一定的雌、孕激素样作用,因此补肾活血有可能成为今后治疗子宫内膜异位症的方向。人们将期待着一种新的方法和药物治疗本病,无不良反应且可治愈疾病。

治疗时要审因论治,针对瘀血这一实质,以活血祛瘀为主,再根据寒热虚实分别施以疏肝理气、温经散寒、益气补肾、清热消癥等法。并在治疗时结合月经周期不同时期及不同体质分别论治,因势利导,扶正祛邪。并可配合针灸、中药外敷及灌肠等方法,以提高临床疗效。本病的治疗应本着"虚则补之"、"实则泻之"、"治实勿忘其虚"、"补虚当顾其实"的原则,以活血祛瘀为主,并根据不同病因及类型兼而治之。如气滞者治以理气疏肝;寒凝者治以温经散寒;气虚者治以益气升阳;热郁者清热和营;肾虚者治以补肾调经。并根据病之新旧、体质强弱而决定是以祛邪为主还是扶正祛邪,或是先扶正后祛邪,临床要灵活掌握。同时可结合月经的不同时期血海的盈亏变化而采用不同的治法。一般经前以调气祛瘀为主;经期以活血祛瘀,理气温经止痛为主;经后以益气补肾,活血祛瘀为主。即经前、经期以祛邪为先,经后则扶正祛邪。本病在临床以口服汤药效果较好,为提高临床疗效可同时配合针灸、灌肠、外敷药膏等,从而缩短疗程,加速疾病痊愈。

17. 子宫内膜异位症的西医治疗方法有哪些？

目前西医治疗多采用保守治疗和手术治疗两种方法：

（1）保守治疗

①雄激素疗法。对子宫内膜异位症的痛经有特效。常用甲基睾丸素5毫克，每日2次口服；或丙酸睾酮25毫克，肌内注射，每周2次，2~3个月后停药观察。每月剂量不能超过300毫克，否则可发生男性化表现。

②假孕疗法。即口服避孕药造成类似妊娠的人工闭经方法。常用的药物有乙酸孕酮、安宫黄体酮、甲地孕酮、18甲基炔诺酮等，均可用于治疗本病，一般常用剂量为避孕剂量的4倍以上，并辅以一定量的雌激素，常用炔雌醇，以防止子宫内膜脱落出血，一旦发生突破性出血，可将雌激素剂量增大。一般主张持续给药6~12个月。

③假绝经疗法。是目前治疗子宫内膜异位症最有效的方法。用达那唑每日400~800毫克，分2~4次口服，一般从月经第五天开始服药，当出现闭经后剂量逐渐减少至每天200毫克，疗程6个月。

④甲氧萘丙酸钠。为前列腺素合成抑制剂，适用于痛经明显而体征轻微或不适宜手术与激素治疗的患者。其用法为痛经时口服甲氧萘丙酸钠2片（每片275毫克），然后根据情况每4~6小时服1片，维持3~5天。一般无明显不良反应，少数可出现疲乏、轻度头痛、胸痛等症。

⑤他莫昔芬（三苯氧胺，TMX）。一种合成非甾体类抗雌激素药，常用量每次10毫克，每日2次，连服6个月，不抑制排卵，血清黄体生成素（LH）和卵泡刺激素（FSH）无变化，在治疗过程中能受孕。动物实验表明，无致畸作用。不良反应少，价格低廉，但效果不如达那唑，停药后复发较快。

⑥孕三烯酮。是一种抗雌激素类药物,剂量为每周 2 次,每次 2.5 毫克,于周期的第 1 周开始服用,连续服 6 个月,如在治疗后 1 个月未发生闭经,则增加剂量,每周 3 次,每次 2.5 毫克,停药后月经平均在 33 日内恢复,不良反应少而且轻,不影响肝功能,生育力的恢复与达那唑相仿。

⑦促性腺激素释放激素促进剂(GnRHa)。能抑制性腺激素分泌,使异位的子宫内膜生长受抑制。有鼻腔吸入和皮下注射植入两种。剂量分别为每日 3 次,每次 300 微克,共用 6 个月,每 6 周皮下注射 1 次,每次 6.6 毫克,共 3 次,药效以皮下植入较好。不良反应为低雌激素血症引起的各种症状。

（2）手术治疗

①根治性手术,即将两侧卵巢和子宫全部切除,这对年轻和未生育的妇女是极其残酷的,所引起的并发症、后遗症给患者身心造成一定的痛苦,术后会发生绝经期综合征。

②保守性手术,将病变部位局部切除、剥离、剔除,但由于该病粘连很重,往往手术不彻底,如已经异位到骶韧带,浸润到直肠的异位病灶电灼后,复发率高。

腹腔镜既是一种诊断方法,又可以进行治疗,但术后复发机会较多,目前西医对该病确诊较容易,但治疗上也很棘手。

18. 怎样用活血通腑法治疗子宫内膜异位症?

中医学认为,"不通则痛","通则不痛",并有"腑以通为用"的观点,故以活血通腑之法,则立见其效。不过,本法用以治疗热郁血瘀、气滞血瘀者疗效最佳,而寒凝血瘀或肾虚血瘀者,又当配合温中祛寒或滋补肝肾才能奏效。现将活血通腑法之基本方开列如下,以供读者参考:桃仁 12 克,桂枝、枳壳、芒硝(冲)各 9 克,鳖甲 15 克,田三七粉(冲)、䗪虫各 10 克,大黄、甘草各 6 克,益母草 20 克。

在上述基本方的基础上,还应根据不同证型进行加减。如为气滞血瘀型,则应在基本方中加入三棱、莪术、香附等理气行滞药;如为热郁血瘀型,就应加败酱草、蒲公英之类清热解毒药,大黄宜加至 10 克,以除郁热;若为寒凝血瘀型,又应减去芒硝,加吴茱萸和干姜,桂枝易肉桂,温里以除寒凝;若为肾虚血瘀型,除减去芒硝外,还应加杜仲、川续断或女贞子。

治疗子宫内膜异位症服药方法也有讲究,一般应在经前 7～10 天开始服药,服至月经第 5 天才停服。每天 1 剂,水煎 2 次,早晚分服,连服 2 个月经周期为 1 个疗程。轻者服 1 个疗程显效,重者需服 2～3 个疗程。

服药后痛经、性交痛、肛门坠胀痛等症状会很快消失。

现代医学研究证实,活血通腑法具有改善全身和局部血液循环,降低血浆前列腺素含量,抑制异位内膜生长的作用。故运用此法治疗子宫内膜异位症确具良好效果。

19. 子宫内膜异位症的中医辨证施治方法有哪些?

(1)气滞血瘀

症见:经前或经期小腹胀痛,拒按,经行不畅有块,血块排出后疼痛减轻,或不孕,经前乳房胀痛,两胁胀痛,精神抑郁或烦躁易怒,舌紫暗或有瘀点,脉弦或弦滑。

治法:疏肝理气,活血祛瘀。

方药:膈下逐瘀汤。当归 20 克,赤芍 15 克,川芎 10 克,桃仁 15 克,红花 15 克,枳壳 15 克,延胡索 15 克,五灵脂 15 克,牡丹皮 10 克,乌药 15 克,香附 15 克,炙甘草 10 克。若气滞为主,胀甚于痛者加川楝子 15 克;血瘀为主,痛甚于胀者,加用蒲黄 15 克,重用五灵脂 20 克;疼痛剧烈加全蝎 3 克,三棱 15 克,莪术 15 克;有癥瘕加血竭 15 克,穿山甲 15 克,皂角刺 20 克,三棱 15 克,莪术 15

克;月经量多加蒲黄 15 克,茜草 15 克,三七粉(冲服)10 克。

（2）寒凝血瘀

症见:经前或经期小腹冷痛,得热痛减,经量少色黯黑有块,块下痛减,形寒畏冷,面色苍白,痛甚则呕恶,或不孕,舌暗,苔白,脉弦紧。

治法:温经散寒,活血祛瘀。

方药:少腹逐瘀汤。小茴香 15 克,干姜 15 克,延胡索 15 克,五灵脂 15 克,没药 15 克,川芎 10 克,当归 20 克,蒲黄 15 克,肉桂 15 克,赤芍 15 克。若腹痛甚剧,肢冷汗出者加川椒 15 克,制川乌 10 克,制草乌 10 克;阳虚内寒者加人参 15 克,熟附子 15 克,淫羊藿 20 克;湿邪较重,兼有胸闷腹胀、舌苔白腻者加苍术 15 克,橘皮 10 克,泽兰 15 克,茯苓 20 克。

（3）气虚血瘀

症见:经期或经后腹痛,喜按喜温,肛门坠胀,大便不实,神疲乏力,面色不华,月经量或多或少,色淡暗质稀,有块,舌体胖,舌质淡紫或有瘀点,苔薄白,脉细弱无力。

治法:益气补阳,活血祛瘀。

方药:补阳还五汤。黄芪 30 克,当归 20 克,赤芍 15 克,地龙 20 克,川芎 10 克,桃仁 15 克,红花 15 克。汗出畏冷者加桂枝 15 克,白芍 15 克;腹痛剧烈者加艾叶 15 克,小茴香 15 克,乳香 15 克,没药 15 克;恶心呕吐加吴茱萸 15 克,干姜 10 克,姜半夏 10 克;便溏者加肉豆蔻 15 克,胡芦巴 15 克,补骨脂 20 克。

（4）热郁血瘀

症见;经前或经期发热,腹痛拒按,甚则经期高热,直至经净体温逐渐恢复正常,月经色暗红,质稠,有块,周期提前或经期延长,量多,口苦咽干,烦躁易怒,大便干结,性交疼痛,舌质红,或边尖有瘀点、瘀斑,苔黄,脉弦数。

治法:清热和营,活血祛瘀。

方药:血府逐瘀汤加味。桃仁 15 克,红花 15 克,当归 20 克,生地黄 30 克,赤芍 20 克,川芎 10 克,柴胡 10 克,枳壳 10 克,牛膝 10 克,甘草 10 克,桔梗 10 克,丹参 20 克,牡丹皮 15 克。经行发热者加黄芩 15 克,青蒿 15 克;大便干结加大黄 15 克,枳实 10 克;腹痛者加鱼腥草 20 克,䗪虫 15 克,五灵脂 15 克;口苦咽干,烦躁易怒者加栀子 15 克,黄芩 15 克。

(5)肾虚血瘀

症见:经期或经后腹痛,腰部酸胀,月经量或多或少或有血块,不孕,头晕目眩,大便不实,小便频数,舌质淡暗或有瘀点瘀斑,舌苔薄白,脉沉细而涩。

治法:益肾调经,活血祛瘀。

方药:归肾丸合桃红四物汤。熟地黄 20 克,山药 20 克,山茱萸 15 克,茯苓 20 克,当归 20 克,枸杞子 20 克,杜仲 15 克,菟丝子 25 克,桃仁 15 克,红花 15 克,川芎 10 克,白芍 20 克。腰背酸痛甚者加淫羊藿 20 克,桑寄生 15 克,狗脊 15 克;大便不实加补骨脂 20 克,赤石脂 20 克。

以上方药,水煎服,每日 1 剂,连服 3 个月经周期为 1 个疗程。一般可连服 1～3 个疗程。待病情好转后可将汤剂改制成丸药服之,以巩固疗效。

经临床观察,上述 5 证中以寒凝血瘀和气滞血瘀为多见;其中气滞血瘀型多发生于早期,而寒凝血瘀、气虚血瘀则多见于病程日久、经久不愈者。

20. 治疗子宫内膜异位症的中医传统方剂有哪些?

(1)血府逐瘀汤(《医林改错》)加减 当归、桃仁、红花、柴胡、枳壳、川芎、桔梗、川楝子、延胡索、蒲黄(包煎)、五灵脂各 10 克,生地黄 12 克,牛膝 15 克,甘草 5 克,赤芍 12 克。此方主治气滞血瘀型子宫内膜异位症。

（2）少腹逐瘀汤（《医林改错》）加减 小茴香、干姜、肉桂（后下）各6~10克，延胡索、当归、没药、蒲黄（包煎）、五灵脂各10克，川芎、赤芍各15克。此方主治寒凝血瘀型子宫内膜异位症。

（3）红藤饮（经验方）合失笑散（《和剂局方》）加减 红藤、败酱草、薏苡仁各30克，蒲黄（包煎）、五灵脂、川芎、莪术各15克，当归、赤芍、延胡索、银柴胡、黄柏各10克。此方主治郁热血瘀型子宫内膜异位症。

（4）少腹逐瘀汤（《医林改错》）加减 小茴香、干姜、肉桂（后下）各6~10克，延胡索、当归、没药、五灵脂、蒲黄（包煎）、人参（另煎）各10克，川芎、赤芍各15克，黄芪15~30克，木香（后下）6克。此方主治气虚血瘀型子宫内膜异位症。

（5）温经汤（《妇人大全良方》）加减 当归、赤芍、川芎、党参、黄芪各15克，丹参、五灵脂、生蒲黄（包煎）、吴茱萸各10克，鸡血藤30克。血虚者加熟地黄10克，白芍12克；肛垂后重明显者加升麻、枳壳各9克。此方主治气虚血瘀型子宫内膜异位症。

（6）桃核承气汤（出自仲景方） 桃仁12克，桂枝、枳壳、芒硝各9克，鳖甲15克，三七粉（冲）、䗪虫各10克，大黄、甘草各6克，益母草20克。按月经周期和证型加减：气滞血瘀型加三棱、莪术各9克，香附10克；热郁血瘀型加败酱草20克，大黄用至10克；寒凝血瘀型桂枝易肉桂，减芒硝加干姜6克，吴茱萸9克；肾虚血瘀型减芒硝加杜仲10克，续断9克或女贞子10克。按月经周期，每次经前7~10天开始服药，服至月经第5天停止。每日1剂，水煎，早晚分服。连续服用2个周期为1个疗程。

（7）抵挡汤（原为《伤寒论》治蓄血发狂症） 本着"通则不痛、祛瘀生新"原则，用水蛭10克，䗪虫、桃仁各6克、生大黄9克，苦楝子、延胡索各10克，滑石9克，车前子（包煎）6克，木通、没药各 9 克,蒲黄 6 克,五灵脂 10 克为基础方,临床随症加减。每日 1 剂,用冷水煎,分 3 次服用,12 天为 1 个疗程。

21. 治疗子宫内膜异位症的名家专方有哪些?

(1)消异汤治疗子宫内膜异位症 由莪术、当归、五灵脂、桂枝各 6 克,红花、川芎各 4 克,赤芍 12 克,延胡索 10 克,鳖甲 10 克,蒲黄 15 克组成。每日 1 剂,水煎分 2 次服用。3 个月为 1 个疗程,一般用药治疗 1～2 个疗程以上。若兼血寒加吴茱萸 12 克;肾阳虚加女贞子 10 克;肾阳虚加巴戟天 9 克;气血虚加黄芪 20 克,黄精 10 克。用此汤治疗子宫内膜异位症患者 75 例,近期疗效有效率 96%;远期疗效观察,消异汤的复发率为 18.7%,对照组为 66.6%[中医药研究,1996(1):28]。

(2)益坤汤治疗子宫内膜异位症 方药为丹参、黄芪各 24 克,当归、赤芍各 12 克,牡丹皮、桃仁、木香、香附、红花、穿山甲各 10 克,漏芦、红藤各 15 克等。本方配合中药外敷(小茴香、透骨草各 60 克,川芎、川乌、草乌、伸筋草、艾叶各 30 克,附片 10 克等),治疗子宫内膜异位症 36 例,显效 16 例,有效 18 例,总有效率为 94%[陕西中医,1995(6):249]。

(3)内异方治疗子宫内膜异位症 由生大黄 6 克,桃仁、桂枝、三棱、莪术、鳖甲各 9 克,夏枯草 15 克组成。气虚者加黄芪 15 克,党参 9 克;肾虚者加杜仲 15 克,狗脊 10 克;气滞明显者加柴胡、香附各 9 克。上方每日 1 剂,水煎分 2 次口服。连续服用 3 个月经周期为 1 个疗程[浙江中医杂志,1996(5):209]。

(4)内异痛经灵汤治疗子宫内膜异位症 内异痛经灵汤组成:五灵脂、九香虫、橘核、乌药、甘草各 10 克,蒲黄 6 克,桂枝 5 克,白芍 20 克,血竭 10 克,研粉冲服。功效:活血化瘀,行气柔肝止痛。主治病证:气滞血瘀之痛经、内膜异位症痛经。服用方法:经前 3 天至经后 3 天。每日 1 剂,水煎服。用该方治疗子宫内膜异位症痛经属气滞血瘀型患者 89 例,总有效率 88.5%〔广西中医药,1996(1):31)〕。

(5)温化饮配合耳压治疗子宫内膜异位症 温化饮,由紫丹参、淮山药各 15 克,当归、延胡索、续断各 12 克,川芎、桃仁、红花、制附片、乌药各 10 克,吴茱萸 8 克,小茴香 6 克组成。每日 1 剂,水煎分 2 次服用。阳虚者加肉桂 6 克;阴虚者加女贞子 10 克,熟地黄 15 克;气虚者加太子参 12 克,黄芪 10 克;经量多加参三七 6 克,茜草根 10 克。在经后至经前期加服通化散(由三棱粉、莪术粉、肉桂粉各 6 克,鸡血藤 12 克组成)10 克,每日 3 次。经期加服失笑散。局部配合使用耳穴药物敷贴,以王不留行,贴压耳穴子宫、卵巢、交感等,隔周 1 次,6 次为 1 个疗程。治疗 54 例,治愈 25 例,显效 18 例,有效 8 例,无效 3 例,总有效率为 94%〔陕西中医,1992(5):198〕。

22. 治疗子宫内膜异位症的单方验方有哪些?

(1)复方大黄汤 生大黄(后下)、桃仁、川楝子、延胡索、红花各 10 克,鳖甲(先煎)15 克,琥珀(分冲)1 克。煎服,每日 1 剂。

(2)萸桂煎 吴茱萸 3~5 克,肉桂(后下)5~10 克,丹参 15 克,蒲黄(包煎)、五灵脂、延胡索各 10 克。四肢不温,痛甚而厥者加细辛、附子;恶心呕吐者加制半夏、吴茱萸;腹泻者加胡芦巴、补骨脂。水煎服,每日 1 剂。

(3)内异Ⅰ号丸 醋制生大黄、醋制鳖甲、琥珀,按 2:2:1 之比例研粉成丸。每日 2 次,每次 2.5 克,连续治疗 3 个月为 1 个疗程〔上海中医药杂志,1992(9):8〕。

(4)内异Ⅱ号丸 生大黄、鳖甲、桃仁霜各等份,研粉成丸,每日 7 克,分 2 次服,3 个月为 1 个疗程。可根据辨证配合使用扶正祛邪方药[中医杂志,1992,(11):67]。

(5)内服异位粉 地龙、虻虫、䗪虫、蜈蚣、水蛭各等份,研粉末,瓶装备用(或装入胶囊内备用)。每次服2~3克,每日2~3次。

(6)雷公藤煎液 取雷公藤150克,加水1 000毫升,文火煎2小时,去渣浓缩成350毫升,置冰箱(4℃)备用。每次内服25毫升(相当于生药7.5克),7日内服完,每日2次。经期停服。6周后逐渐减量,直至每日服用5克。

(7)育肾化瘀汤 巴戟天、淫羊藿、续断、菟丝子、党参、黄芪各12克,三棱、莪术、桃仁、生蒲黄、茜草、赤芍、香附各10克,制乳香、制没药各9克,红花6克。水煎服,每日1剂,月经期间可酌情减三棱、莪术、桃仁、红花、制乳香、制没药的用量(或停药3~5天)。3~6个月为1个疗程。临床观察证实,补肾益气加活血化瘀药物,比单纯活血之品的疗效要好。

(8)桃红马鞭汤 桃仁、红花、当归、川芎、延胡索、川牛膝各10克,赤芍、白芍各12克,马鞭草30克,丹参、泽兰各15克。水煎服,每日1剂。气虚加党参20克,黄芪30克,白术6克;瘀块多加蒲黄炭12克,茜草炭10克,三七9克;湿热加牡丹皮6克,栀子、红藤各9克,败酱草15克;癥瘕加桂枝6克,茯苓、三棱、莪术各9克,穿山甲6克;腹痛重加五灵脂、蒲黄、制乳香、制没药各9克,炙甘草6克。每日1剂,水煎服,经行用4~5剂,经间期辨证分型调治,3个月为1疗程。共治46例,痊愈34例,显效2例,有效7例,无效3例,总有效率93.5%[新中医,1997,29(6):18]。

(9)红棱脂汤 红花、三棱、莪术、五灵脂、肉桂、川芎各10克,延胡索12克,甘草6克。气滞血瘀加香附9克,枳壳、乌药各6克;小腹冷痛加干姜、桂枝各3克、小茴香6克;气血亏虚加党参20克,黄芪30克,熟地黄15克;血热夹瘀加牡丹皮9克,益母草

10克;炎性包块加皂角刺9克;经行无定期加服逍遥丸每次9克,每日2次;月经量多加三七粉(冲服)3克。每日1剂,水煎服,于经前3日服至经净,3个周期为1个疗程。共治46例,痊愈32例,显效11例,无效3例,总有效率93.48%[江苏中医,1997,18(5):28]。

(10)雷公藤片 雷公藤片,每次3片,2个月后改用2片,均每日3次口服。共治120例,用4～9个月,显效(无痛经)54例,有效66例[江苏中医,1997,18(9):22]。

(11)补肾化瘀汤 杜仲、红花各12克,续断、补骨脂、山茱萸、制香附各10克,桃仁、益母草各15克,台乌药、小茴香各5克,败酱草、红藤各20克。经前两乳胀痛,小腹胀满加醋柴胡9克,海藻9克;口干苦加川黄柏、淡黄芩、牡丹皮(或山栀子)各6克。每日1剂,水煎服,3个月为1个疗程。共治32例,痊愈8例,显效17例,有效5例,无效2例,总有效率93.75%,其中妊娠5例[江苏中医,1998,19(1):24]。

(12)化膜汤 红藤、败酱草、夏枯草各30克,丹参、生蒲黄(包煎)、制香附、刘寄奴、鬼箭羽各15克,莪术、鸡内金、炮穿山甲(研吞)各10克,酒延胡索20克,牡丹皮9克,桃仁12克,生大黄6克。随证加减。每日1剂,水煎服,第3煎坐浴,经期停用。3个月为1个疗程。共治36例,治愈3例,显效20例,有效9例,无效4例,总有效率88.89%[浙江中医学院学报,1998,22(2):23]。

(13)异位粉 地龙、蟅虫、蜈蚣、水蛭各等份,研粉末,装瓶备用或装入胶囊备用,每次2～3克,每日2～3次。适用于子宫内膜异位症,配合口服药治疗。

(14)活血化瘀方 三棱15克,莪术15克,生蒲黄12克,五灵脂12克,桃仁9克。水煎服,每日1剂。适用于子宫内膜异位症的痛经、不孕者。

(15)化瘀通腑丸　醋制生大黄、醋制鳖甲、琥珀,按2:2:1比例研粉制丸。每次2.5克,每日2次,饭前温开水送服。月经期不停药,连服3个月为1个疗程。适用于子宫内膜异位症之实证者。

23. 治疗子宫内膜异位症的中成药有哪些?

(1)黄藤片　每日3次,每次2片。月经第二天开始,连续使用治疗3个月。

(2)雷公藤多甙　每日3次,每次10毫克。

(3)异位胶囊　每日3次,每次4粒,经期不停服。3个月为1个疗程。

(4)妇女痛经丸　具有理气活血,化瘀止痛之功效。主治痛经,适用于气滞血瘀型痛经。每次30粒,每日2次,口服。

(5)少腹逐瘀丸　具有活血祛瘀,温经止痛之功效。主治痛经,适用于寒凝血瘀型痛经。每次1丸,每日2次,口服。

(6)调经益母片　具有清热散瘀之功效。主治痛经,适用于瘀热型痛经。每次20～30粒或5～8片,每日2～3次,口服。

24. 治疗子宫内膜异位症的针灸疗法有哪些?

方1:针灸与耳针结合治疗。①体针取中极、关元、气海、三阴交,每周1次,提插平补平泻,留针20分钟,进针10分钟后行运针提插。②耳针。取卵巢、交感、内分泌。在经前1～2天或经行时埋针,或用王不留行敷贴穴位,每日按压10余次,每次按压15～20分钟。③用艾条灸隐白、阴陵泉、地机穴(可选择任1～2穴),每次灸10～15分钟,下腹冷痛者在用体针时,还可配用艾灸。以每用2～3次体针加1次耳针为1个疗程。共治疗54例,获得了92.6%的疗效。患者中未婚者8例,已婚者46例,年龄21～45

岁。其中有 8 例临床诊断为子宫肌腺瘤[上海针灸杂志,1992(1):16]。

方 2:选取穴位分为两组。①关元、中极、子宫（双）、血海（双）。②八髎、三阴交（双）。治疗时,关元、中极、子宫穴均直刺1.5～2.5 寸,捻转泻法,留针 15～20 分钟,每隔 5 分钟运行 1 分钟。出针后用大号温灸盒罩在关元、中极、子宫穴区上,用清艾条施行温和灸 20～30 分钟,血海穴向上斜刺 1.5～2.0 寸,提插捻转泻法,得气后摇针柄,使针孔扩大,疾出针,不按针孔。二组八髎穴,先用温灸盒罩在穴区灸 20～30 分钟,继用梅花针中等力度点叩穴区,使局部皮肤针孔少量出血;三阴交穴直刺 1.5～2.0 寸,平补平泻,留针 15～20 分钟,每隔 5 分钟运行 1 分钟。

以上方法,随月经周期施治,于月经干净后,每月选一组穴位针灸,两组穴位交替使用,连续针灸 10 日,间隔 5 日再行针灸,至月经来潮为止,经期停针灸。共对 72 例婚后夫妇同居 2 年以上而未孕并患有子宫内膜异位症的育龄妇女进行治疗。临床分期:Ⅰ期 10 例,Ⅱ期 48 例,Ⅲ期 12 例,Ⅳ期 2 例。全部病例均具有血瘀证的特点。其中经行腹痛者 62 例,舌质紫暗或见瘀点瘀斑者 51例。针灸治疗结果:先后怀孕 42 例,显效 8 例,有效 17 例,总有效率 93.05%[中国针灸,1996(2):25]。

方 3:①体针取中极、关元、气海、三阴交穴。②耳针取卵巢、交感、内分泌穴。③艾灸取隐白、阴陵泉、地机穴。体针穴用提插平补平泻法,留针 20 分钟,每周 1 次;耳穴在经行前 1～2 日或经行时埋针或用王不留行贴压,每日按压 10 余次,每次 15～20 分钟;艾灸时任选 1～2 穴,每穴灸 10～15 分钟。下腹冷痛用体针的同时再配合艾灸,每用 2～3 次体针加 1 次耳针为 1 个疗程。共治54 例,经治疗 1～3 个疗程后,痊愈 4 例,显效 29 例,有效 17 例,无效 4 例,总有效率 92.6%[上海针灸杂志,1992,11(1):16]。

方 4:取穴三阴交、归来、天枢、血海,采用平补平泻手法,留针 30 分钟。宜于经前 3 天开始，每日针刺 1 次。主要用以治疗痛经。若月经量多，宜取断红穴(手 2～3 掌骨之间，指端下 1 寸)，留针 20 分钟，先针后灸。

方 5：体针取穴关元、中极、合谷、三阴交，留针 20 分钟，每日 1 次，连续 7 日，经前或经期治疗。

25. 治疗子宫内膜异位症的耳压疗法有哪些?

方 1：取穴子宫、内分泌、肝，用磁粒或王不留行敷贴穴位，每日多次按压刺激，用于治疗痛经。

方 2：取子宫、肝、胆、肾、腹、内分泌、肾上腺、降压沟及耳迷根等耳穴；另取王不留行，用胶布固定在穴位上。每日不定时按压 10～15 次，按压时病人有经血下流的感觉，其疼痛可减轻。主要适用于痛经为主者。

方 3：取耳穴交感、卵巢、子宫等，局部酒精消毒后，取已经消毒的王不留行粘于小块麝香虎骨膏中间，敷压于双耳穴位上，5 天换 1 次，休息 2～3 天，再行贴敷，4 次为 1 个疗程[甘肃中医，1996 (2)：27]。

方 4：温化饮配合耳压。紫丹参、淮山药各 15 克，当归、延胡索、续断各 12 克，川芎、桃仁、红花、制附片、乌药各 10 克，吴茱萸 8 克，小茴香 6 克。阳虚加肉桂 6 克，淫羊藿 9 克；阴虚加生地黄 12 克，女贞子 10 克；气虚加太子参 12 克，黄芪 29 克；经量多加参三七 9 克，茜草 10 克；经期加服失笑散 6 克。经后至经前期加服通化散(三棱粉、莪术粉、肉桂粉各 6 克，鸡血藤粉 12 克)10 克，每日 3 次。每日 1 剂，水煎服。取耳穴子宫、卵巢、交感等，以王不留行贴压，2 周 1 次，6 次为 1 个疗程。共治 54 例，治愈 25 例，显效 18 例，有效 8 例，无效 3 例，总有效率为 94%[陕西中医，1992，13 (5)：198]。

26. 治疗子宫内膜异位症的灌肠疗法有哪些?

方 1:红藤、败酱草、白花蛇舌草各 15 克,三棱、莪术、丹参、延胡索、黄柏、五灵脂、生蒲黄各 10 克,生大黄 6 克。浓煎取汁 100～150 毫升,保留灌肠,每日 1 次,15 次为 1 个疗程,经期停用。适用于包块位于子宫直肠陷凹者。

方 2:牡丹皮、丹参、莪术、炒赤芍各 9 克,茯苓、皂角刺各 12 克,制乳香、没药各 6 克,石见穿 15 克。气滞血瘀型加川桂枝、台乌药各 4.5 克,桃仁 9 克,败酱草 30 克;寒凝血瘀型加肉桂、吴茱萸各 4.5 克,木香 3 克,败酱草 15 克。水煎取汁 100 克,保留灌肠,每晚 1 次。并配合氦氖激光治疗(两少腹痛取子宫、关元、阿是穴;腹痛取八髎穴)。10 次为 1 个疗程。

方 3:丹参 30 克,三棱 20 克,莪术 20 克,当归 20 克,红藤 30 克,败酱草 20 克,桃仁 20 克,红花 20 克,川芎 15 克,延胡索 15 克,大黄 15 克。上药浓煎 100 毫升,每晚保留灌肠,每日 1 次,经期停用。适用于子宫内膜异位症之痛经、卵巢子宫内膜异位囊肿及直肠子宫内膜异位。

方 4:选用当归、蒲黄、五灵脂各 12 克,桃仁、红花、川芎、赤芍、乳香、没药各 10 克,延胡索 15 克,三棱、莪术、血竭各 9 克。根据具体病症尚可适当增减。上方浓煎至 100 毫升,低压缓慢保留灌肠。具体方法:患者取侧卧位,以 16 号导尿管 1 条,插入肛门内 5～6 厘米,接上吊瓶,保证合适的药液温度,慢慢灌注入直肠内,侧卧位 20 分钟,再行平卧 20 分钟。以保持较长时间为好。在月经来潮前两天开始,直至月经干净 7 天停药。隔日 1 剂,5 个月经周期为 1 个疗程,休息 1 个月后再开始第 2 个疗程[北京中医,1995(5):29]。

27. 治疗子宫内膜异位症的敷贴疗法有哪些？

方 1：麝香粉加香桂活血膏，或丁桂散加香桂活血膏外敷下腹部。适用于子宫内膜异位症包块近腹壁者。

方 2：附桂紫金膏。每次 1 贴，温热化开，贴于小腹部。用于宫寒之痛经、癥瘕。

方 3：用当归、乳香、三七、䗪虫、沉香等各等份研粉末，用黄酒调糊，或加少许麝香，沾上棉球后贴放在穹隆结节处，隔日 1 次，经期停用，1 个月为 1 个疗程。用治子宫内膜异位症穹隆结节者[中西医结合杂志，1993(11)：671]。

28. 治疗子宫内膜异位症的注射疗法有哪些？

（1）局部封闭　复方丹参注射液阴道后穹隆局部封闭。操作方法：用扩阴器暴露阴道后穹隆部位，用棉签按压异位结节部位，在压痛明显处旁开 0.3～0.5 厘米用苯扎溴铵（新洁尔灭）溶液消毒后，复方丹参注射液 4 毫升，缓慢注入后出针。隔日 1 次，10 次为 1 个疗程[上海中医药杂志，1994(1)：12]。

（2）穴位注射　复方丹参注射液穴位注射。操作方法：丹参注射液 4 毫升，生理盐水 6 毫升混合后，注入双侧次髎穴各 5 毫升，隔日 1 次，20 天为 1 个疗程[河北中医，1994(1)：27]。

29. 治疗子宫内膜异位症的热敷疗法是怎样做的？

取续断、赤芍、当归尾各 120 克，千年健、追地风、川椒、血竭、乳香、没药、川芎各 60 克。共研末，分成 3 包（每包 260 克），纱布包裹，蒸 15 分钟，然后趁热外敷于小腹部。每日敷 1 次。每包可用 10 天。连用 3 包为 1 个疗程。药物热敷疗法具有活血消癥止痛之功,主要用于盆腔包块。

30. 治疗子宫内膜异位症的阴道纳药疗法是怎样做的?

取钟乳石、乳香、没药、血竭、三棱、莪术各等份,压面过筛,消毒备用。每次取药末 5~10 克,纳入阴道后穹隆,然后用有尾棉球填塞,24 小时后取出,每 3 日 1 次,从月经干净后开始,1 个月经周期为 1 个疗程。连用 2~4 个疗程。本法适用于子宫内膜异位症后穹隆结节或子宫直肠凹包块者。

31. 治疗子宫内膜异位症的中西医结合疗法有哪些?

方 1:慎言祛瘀汤口服,加适量激素,配合耳针治疗。

具体方法是:用丹参、生蒲黄各 12 克,赤芍、川芎各 9 克,三棱、莪术各 6 克,柞木枝、石见穿、益母草、仙茅、熟地黄、枸杞子、紫石英各 15 克,鸡血藤 10 克组成“慎言祛瘀汤”,水煎,每日 1 剂,分 2 次服用,3 个月为 1 个疗程。对气虚者加用党参 20 克,黄芪 30 克,升麻 9 克;阴虚者加女贞子、地榆各 12 克,地骨皮 9 克;瘀血肿块者加皂角刺 9 克,花蕊石、鳖甲各 6 克;腹痛者加川楝子、乳香、没药各 9 克,三七粉(吞服)3 克。结合甲睾酮 5 毫克,每日 2 次,口服。针刺耳穴内分泌、子宫、卵巢等。用此法治疗子宫内膜异位症 136 例,治愈 71 例,显效 31 例,有效 24 例,无效 10 例,总有效率为 92.6%[中医药学报,1993(6):27]。

方 2:气滞血瘀型用丹参 20 克,赤芍 9 克,蒲黄 6 克,五灵脂 9 克,当归 10 克,香附 9 克,三棱 9 克,莪术 6 克,延胡索 10 克。气虚血瘀型用上方加党参 20 克,黄芪 30 克。每日 1 剂,水煎服。于月经干净后连服 10~15 日,3 个月为 1 个疗程。9 例加用甲睾酮,每次 5 毫克,每日 1~2 次,于月经第 5 日开始连服 20 日,月总量不超过 200 毫克。

治疗痛经 76 例,其中痛止 17 例,减轻 52 例,无效 7 例;月经紊乱 30 例,其中正常 22 例,无效 8 例;性交痛 18 例,其中痛止 5 例,减轻 9 例,无效 4 例;行囊肿穿刺抽液术 36 例,其中正常 14 例,缩小 11 例,无效 11 例;行切除术 18 例,其中复发 3 例(均行第 2 次手术);不孕 54 例,治疗后足月妊娠 21 例,流产 2 例,无效 31 例[浙江中医杂志,1989,24(4):159]。

方 3:中药离子透入治疗子宫内膜异位症。桃仁、红花、三棱、莪术、当归、川芎各 10 克,浓煎取汁。每次用药液 50 毫升,倒入纱布中,敷于下腹患处,通过直流电离子透入理疗仪导入体内。每日 1 次,10 次为 1 个疗程。

32. 子宫内膜异位症的饮食疗法有哪些?

(1)月季花汤　月季花 15 克,红糖适量,煎汤顿服。适用于气滞血瘀的不孕症。

(2)山楂炭汤　山楂炭 30 克,红糖 30 克,向日葵子 15 克,煎汤 2 小碗,每日 2 次分服。适用于血瘀型痛经。

(3)大米桂心粥　大米 60 克,加水 600 毫升煮粥,半熟时入桂心末 5 克煮至粥熟后服食。月经前 2 日开始,每日 1 剂,连服 1 周。主治寒湿凝滞型子宫内膜异位症;症见经行腹痛,得温痛减,面色青白或紫暗。

(4)丹参饮　丹参 30 克加水 500 毫升,煮沸后用微火煎 30 分钟取汁,入红糖 30 克,代茶饮。于经前 3 日开始,连服 10 日。主治血瘀型子宫内膜异位症。

(5)乌鸡汤　黄芪 100 克切段入雄乌骨鸡(1～1.5 千克)之鸡腹,加水没过鸡面,煮沸后文火炖熟烂,调味食。经前 3 日开始服,5 日服完,每日煮沸。主治气血虚弱型子宫内膜异位症。

（6）**双耳饮** 银耳、黑木耳各 15 克,泡发后,加水煮软烂,入红糖调服。每日 1 次,连服 1 个月。主治瘀血阻滞型子宫内膜异位症。

（7）**木耳汤** 黑木耳 15 克,红糖适量,加水 500 毫升煮烂食。每日 1 剂,分 2 次服,主治血瘀型子宫内膜异位症。

（8）**阳起石牛肾粥** 阳起石 30 克用纱布包裹,加水 1.5 升煎 1 小时,取澄清煎液,入牛肾 1 个,大米 50 克,适量水,如常法煮粥,粥熟后入油盐及调料食。每日 1 次。主治阳虚血瘀型子宫内膜异位症。

（9）**鸡蛋川芎酒饮** 鸡蛋 2 个,川芎 9 克,加水 600 毫升同煎,蛋熟后去壳略煮,酌加黄酒,食蛋饮汤。月经前 3 日开始服,每日 1 剂,连服 5 日为 1 个疗程。主治气滞血瘀型子宫内膜异位症;症见经行腹痛,胀满不适。

（10）**荔枝核饮** 荔枝核、小茴香各 30 克,炒黑,研细末。每次服 3 克,温酒送下。经前 3 日开始服,每日 2 次,服至月经净。主治气滞血瘀型子宫内膜异位症。

（11）**桃仁粥** 桃仁 15 克,捣烂,加水浸泡,研汁去渣,与粳米 100 克同入沙锅,加水 500 毫升,文火煮成稀粥,调红糖适量食。隔日 1 剂,早晚各服 1 次。主治血瘀型子宫内膜异位症。

（12）**益母草煮鸡蛋** 益母草 45 克,延胡索 15 克,鸡蛋 2 个,加水 800 毫升同煮,蛋熟后去壳略煮,去药渣,吃蛋饮汤。月经前 2 日开始服,每日 1 次,连服 5 日。主治血瘀型子宫内膜异位症。

（13）**黑豆红花饮** 黑豆、红糖各 30 克及红花 6 克同入锅,加水 2000 毫升,煮沸 10 分钟后取汁。每次 10～20 毫升,代茶饮。主治血瘀型子宫内膜异位症。

（14）**粳米薤白粥** 粳米 60 克,薤白 10 克,加水 1000 毫升煮粥。每晨服 1 次,经前开始,连服 1 周。主治气滞血瘀型子宫内膜异位症;症见经行腹痛,胀满不适。

(15)鲫鱼汤　血竭、乳香各 10 克,装入鲫鱼 1 尾(约 250 克)之鱼腹,加水 500 毫升煮汤,服汤食肉。每日 1 次,连服 3～5 日。主治气滞血瘀型子宫内膜异位症。

33. 子宫内膜异位症的简便疗法有哪些?

(1)多吃含有 N-3 脂肪酸的鱼　秋刀鱼,一些深海鱼类含有 N-3 脂肪酸,这种物质能抑制前列腺素的生成,是天然的抗前列腺素良药,多吃有益。

(2)热敷及多喝热饮　躺在床上休息,用热蒸气或热水袋敷腹部或背部,可以为子宫内膜异位的妇女减轻不适。或者可以多喝热饮。

(3)使用冷敷　如果热敷无效,可以改用冷敷,直接将冰袋置于下腹部位,也许管用。

(4)运动以缓解疼痛　运动减少雌激素的含量,可能延缓子宫内膜异位的生长。运动也促进体内产生内啡肽,这是天然的止痛剂。但宜采取温和的运动,如过度的运动会产生副作用。

(5)减少咖啡因摄取量　汽水、茶、咖啡等所含的咖啡因可能会加重某些妇女的疼痛,建议妇女避免摄入咖啡因。

(6)指压疗法　用指压法缓解疼痛,有两处穴位:一是三阴交穴位于腿内侧的脚踝骨上方 5 厘米左右,胫骨后缘稍后处;另一处是合谷穴,位于拇指与食指所形成"V"字形的底部。要注意尽量用力压才可以起到治疗效果。

(7)补充营养素

①维生素 E。协助维持体内激素水平平衡,增强免疫力。豆类中含有大量的维生素 E。

②B族维生素及叶酸。每日 3 次,各 100 毫克。能够促进血细胞的生成及激素平衡。

③维生素 C 和生物类黄酮。每日 3 次,各 2 000 毫克,能帮助组织复原。

④钙螯合剂及镁。分别为每日 1 500 毫克和 1 000 毫克,睡前服用。能提供无机盐。

(8)天然药草　当归、覆盆子叶、西伯利亚人参等对治疗子宫内膜异位症很有帮助。

34. 怎样预防子宫内膜异位症?

子宫内膜异位症患者多为阳虚体质,四肢及小腹怕冷易凉,月经期间更为严重,同时部分患者性格不开朗,长期处于郁闷情绪中,加上某些诱因,使寒邪与气滞相搏,结于子宫中,形成子宫内膜异位症。因此,针对病因进行预防是防止子宫内膜异位症的关键,应该注意以下几点:

一是注意调整自己的情绪,保持乐观开朗的心态,使机体免疫系统的功能正常,所谓"正气内存,邪不可干"就是这个道理。如果已查出患有子宫内膜异位症,卵巢巧克力囊肿大于 7 厘米以上者,在月经期或月经中期一定要注意保持情绪稳定,避免过度劳累。一旦囊腔内张力突然升高时,囊壁破裂,会形成急腹症。

二是要注意自身保暖,避免感寒着凉。

三是月经期间,禁止一切激烈体育运动及重体力劳动。

四是防止经血逆流。有些先天性或后天性的引起经血外流不畅的疾病,如处女膜闭锁、阴道闭锁、宫颈狭窄、子宫畸形(特别是残角子宫)、子宫极度后屈等,均可引起经血外流不畅或潴留,致使经血逆流入盆腔,种植、发展为子宫内膜异位症。因此,对这些疾病应及早检查、治疗。有生殖器官先天性发育异常者,应在初潮年龄时进行手术。

五是做好计划生育,避免人工流产和刮宫手术操作引起的内膜种植:①剖宫手术时注意保护好伤口,避免将子宫内膜带至切口内种植。②人工流产时,避免突然降低负压,以防将子宫内膜推入盆腔。③输卵管通气、通水,子宫输卵管造影,要在月经净后 3～7 天进行。

　　六是月经期一定要做好自己的保健,注意控制自己的情绪,不要生闷气,否则会导致内分泌的改变。女孩子青春期要避免受惊吓,以免导致闭经或形成经血逆流。女性月经期一定杜绝性生活。

　　七是避免不必要的重复的或用力的妇科检查,更不可在经期或接近经期做妇科检查,以防内容物挤入腹腔而引起本病。

　　八是子宫输卵管通气术、通水术或造影术,不可在太接近月经期或直接在刮宫术后进行,以防有活力的内膜碎片经输卵管压入腹腔而种植。

　　九是人工流产吸宫术时负压下降应缓慢,以免负压突然下降而造成宫腔内碎片流入腹腔内种植。

　　尽管子宫内膜异位症是世界性难题之一,只要早有准备,加以重视,仍是可以预防的。

十一、子宫内膜癌

1. 什么是子宫内膜癌？

子宫内膜癌是起源于子宫内膜腺体的恶性肿瘤，又称子宫体癌，是常见的妇科恶性肿瘤。

本病的发生与雌激素持续刺激子宫内膜有关。它好发于更年期和绝经期，多见于未婚、少产、肥胖及患高血压、糖尿病的妇女。常合并多囊卵巢综合征、功能失调性子宫出血、子宫肌瘤及分泌雌激素的卵巢肿瘤等。更年期后卵巢分泌雌激素减少，而肾上腺分泌的雄烯二酮增多并在体内转化成低活性雌酮，其长期作用于子宫内膜可使之增生及恶变。外源性雌激素也是诱因之一。

肿瘤的生长方式有两型：①弥漫型。癌瘤侵及全部内膜，呈息肉状或菜花状，质软、脆，有出血及坏死。②局灶型。常位于宫底及宫角，呈局限性息肉样生长，易较早发生肌层侵犯。显微镜下病理分型：腺癌占 80％以上；腺角化癌占 11％ ～ 20％；腺鳞癌占 7％，恶性度高；透明细胞癌及乳头状浆液性均少见，预后差。

子宫内膜癌临床分 4 期：

Ⅰ期癌限于子宫体，早期病变限于子宫内膜，无肌层浸润。

Ⅱ期癌病变累及宫颈。

Ⅲ期癌侵及子宫以外的卵巢、输卵管等或有淋巴结转移。

Ⅳ期癌已侵犯膀胱、肠管及远处的肺、肝等脏器。

本病的转移途径主要为淋巴转移，其次是局部蔓延，血行播散多在晚期。

2. 子宫内膜癌的症状表现有哪些?

极早期患者可无明显症状,仅在普查或其他原因做妇科检查时偶然发现。一旦出现症状,则多表现为:

(1)**子宫出血** 绝经期前后的不规则阴道出血是子宫内膜癌的主要症状,常为少量至中等量出血,很少为大量出血。不仅较年轻或近绝经期患者易误认为月经不调,不及时就诊,即使医生亦往往疏忽。个别也有月经周期延迟者,但表现不规律。在绝经后患者多表现为持续或间断性阴道出血。子宫内膜癌患者一般无接触性出血。晚期出血中可杂有烂肉样组织。

(2)**阴道排液** 因腺癌生长于宫腔内,感染机会较宫颈癌少,故在初期可能仅有少量血性白带,但后期发生感染、坏死,则有大量恶臭的脓血样液体排出。有时排液可夹杂癌组织的小碎片。倘若宫颈腔积脓,引起发热、腹痛、白细胞增多,一般情况也迅速恶化。

(3)**疼痛** 由于癌及其出血与排液的瘀积,刺激子宫不规则收缩而引起阵发性疼痛,占 10%~46%。这种症状多发生在晚期。如癌组织穿透浆膜或侵蚀宫旁结缔组织、膀胱、直肠或压迫其他组织也可引起疼痛,往往呈顽固性和进行性加重,且多从腰骶部、下腹部向大腿及膝放射。

(4)**全身表现** 相当一部分患者有糖尿病、高血压或肥胖。贫血发生于患病时间较长的患者。病至晚期因癌的消耗、疼痛、食欲减退、发热等,出现恶病质。其他如晚期患者自己可触及下腹部增大的子宫肿瘤压迫邻近组织器官而致该侧下肢肿痛,或压迫输尿管引起该侧肾盂、输尿管积水或致肾脏萎缩;或出现贫血、消瘦、发热、恶病质等全身衰竭表现。

(5)**妇科检查所见** 早期盆腔生殖器官多无明显变化,子宫正常者占 40% 左右,合并肌瘤或病变至晚期,则子宫增大。绝经后妇女子宫不显萎缩反而饱满、变硬,尤应提高警惕。卵巢可正常或增大。双合诊时如因患者肥胖、疼痛或者缺乏合作而触诊不清者,不必勉强检查,因诊断的依据并不在于子宫的大小。患者的子宫颈多无病变可见。只是在晚期侵犯子宫颈时,可见癌组织自宫颈口突出。宫旁有浸润系宫颈受累后所致。

（6）病灶转移　晚期患者可于腹股沟处触及肿大变硬或融合成块的淋巴结,或有肺、肝等处转移体征。

3. 子宫内膜癌发病的危险因素有哪些?

子宫内膜癌的真正发病原因迄今不明,但其发病的危险因素却长期被人们注意。其危险因素有:

（1）肥胖　脂肪过多将增加雌激素的储存,以及增加血浆中雄烯二酮转化为雌酮。这种游离的具有活性的雌酮增加,可能是子宫内膜癌的致癌因子或促癌因子。

（2）糖尿病　糖尿病患者或糖耐量不正常者,其患子宫内膜癌的危险比正常人增加 2.8 倍。

（3）高血压　子宫内膜癌伴高血压者较多。

肥胖、糖尿病与高血压三者并存于子宫内膜癌患者,称为"宫内膜癌的三联征"或"宫内膜癌综合征"。三者可能与高脂饮食有关,而高脂饮食与子宫内膜癌有直接关系。

（4）月经失调　子宫内膜癌患者月经紊乱、量多者,比正常妇女高 3 倍。

（5）初潮早与绝经迟　12 岁以前比 12 岁以后初潮者,子宫内膜癌的发生率多 60%。子宫内膜癌的绝经年龄较正常妇女迟 6 年。

（6）孕产次　子宫内膜癌发生于多产、未产、不孕症者较多。

(7)多囊卵巢综合征　表现为不排卵,而使子宫内膜处于高水平的、持续的雌激素作用之下,缺乏孕激素的调节和周期性的子宫内膜剥脱,而发生增生改变。

(8)卵巢肿瘤　分泌较高水平雌激素的颗粒细胞癌、卵泡膜细胞瘤等,可致月经不调,绝经后出血及子宫内膜增生和子宫内膜癌。

(9)子宫内膜不典型增生　可为内膜癌发展的一个阶段或无此阶段。而重度不典型增生,可视为子宫内膜原位癌。

(10)外源性雌激素　服用雌激素的妇女具有高度发生子宫内膜癌的危险,其危险与剂量大小、服用时间长短及是否合用孕激素、中间是否停药,以及病人特点等有关。停药后危险性降低,但危险性仍继续十几年。目前,雌激素与子宫内膜癌之间的因果关系已有充分的证据。

(11)遗传因素　约20%子宫内膜癌患者有家族史。子宫内膜癌患者近亲有家族肿瘤史者比宫颈癌患者高2倍。

4. 子宫内膜癌的诊断方法有哪些?

除根据详细病史、症状与体征外,最后确诊必须依据子宫内膜的组织病理检查。

(1)病史　子宫内膜癌患者多为老年妇女,绝经期延迟,或月经不规则;常为不孕或产次不多,合并肥胖、高血压、糖尿病;若绝经后又有不规则阴道流血或排液臭则更应引起注意。对年轻患者有不规则阴道流血者,也要慎重弄清其原因,尤其经过治疗而无效者也应做诊刮。阴道排液及腹痛已是晚期症状。

(2)临床检查　早期一般妇科检查多无所发现,子宫体不大,宫颈光滑,附件也无异常。疾病的晚期则子宫大于相应年龄,有的双合诊后指套沾有血性白带或附有腐崩的癌组织;有的则在宫颈口已可见到突出的息肉状肿物。但子宫内膜癌可与子宫肌瘤同时存在,所以子宫过大者不一定为晚期子宫内膜癌。

(3)细胞学检查 子宫内膜癌的阴道细胞学检查诊断率比宫颈癌低。其原因:①柱状上皮细胞不经常脱落。②脱落细胞通过颈管到达阴道时往往已溶解,变性,不易确认。③有时颈管狭窄闭锁,脱落细胞难于达到阴道。为了提高阳性诊断率,不少学者对采取标本的部位、方法进行了改进,加上诊断技术水平的提高,子宫内膜癌的阳性诊断率也大大提高。

对子宫内膜癌的细胞学检查,取宫腔标本可大大提高阳性率,通常可达 96% 左右,并不比宫颈癌的宫颈刮片阳性率低。国内外有不少取标本方法,如宫内膜吸取法的 3 厘米金属管接一注射器抽吸;螺旋器(由一软塑料螺形铲与一浆形清除器构成)取标本法;宫腔冲洗法;子宫内膜刷取法;海绵拭活检法(为一 V 形聚乙烯海绵,底部 5 厘米,顶端连一线,用放环器送入宫腔,海绵吸附组织后拉出);宫腔扫查器等。

(4)B 超检查 子宫超声检查对子宫内膜癌在宫腔大小、位置、肌层浸润程度、肿瘤是否穿破子宫浆膜或是否累及宫颈管等有一定意义,其诊断符合率达 79.3%～81.82%。有报道,对 45 岁以上病人检查,并与宫腔镜检及活检对照,超声的准确率约为 87%。另外,行 B 超检查参照 UICC 分期方法,根据肿瘤部位、肌层浸润、宫旁及邻近器官受累情况,与手术探查和病理对照,其分期符合率达 92.9%。B 超检查对患者无创伤性及放射性损害,故它是子宫内膜癌的常规检查之一。尤其在了解肌层浸润及临床分期方面,有一定参考价值。

(5)诊断性刮宫 刮宫检查为确诊不可缺少的方法。不仅要明确是否为癌,还应明确癌的生长部位。如果为子宫颈腺癌误诊为子宫内膜癌,而按一般子宫切除处理,显然不妥;若为子宫内膜癌而误做子宫颈腺癌处理,也非所宜。但镜检并不能区别子宫颈腺癌或子宫内膜癌。因此需要做分段诊刮。先用小刮匙刮取宫颈管内组织,再进入宫腔刮取子宫两侧角及宫体前后壁组织,分别瓶装标明,送病理检查。如内口遇有阻力时可稍事扩张宫颈至 5号。分段刮宫常在刮宫颈管时稍过深,将宫腔内容物误认为是宫颈管癌者;或子宫内膜癌垂入宫颈管,误认为是宫颈管癌或子宫体癌累及颈管;或原为宫颈管癌,癌组织过多,当小刮匙进入宫腔时,带入一点宫颈癌组织而误认宫颈癌变已达宫腔。各种情况皆表示病变已较晚,皆应按宫颈癌手术范围处理为妥。

(6)宫腔镜检查　由于纤维光源的应用及膨宫剂的改革,这种很早停滞的技术近年再度发展。二氧化碳气体膨宫,视野清晰,在备有流量计装置下,使用很安全。宫腔镜不仅可观察宫腔,而且又能观察宫颈管,尤其是显微宫腔镜的应用,观察能更加细致。而近年研制的接触性宫腔镜,不需膨宫使检查更加简便和安全。宫腔镜下可观察癌的部位、大小,界限是局限性或弥散性,是外生型或内生型,以及宫颈管有否受累等;对可疑病变行活检,有助于发现较小的或早期病变。宫腔镜检查诊断子宫内膜癌的准确率为 94%,子宫内膜上皮瘤为 92%。如果采用直接活检则准确率可达 100%。镜检时注意防止出血、感染、穿孔等并发症。

(7)腹膜后淋巴造影　可明确盆腔及主动脉旁淋巴结有否转移,以利于决定治疗方案。Ⅰ、Ⅱ期,盆腔淋巴结阳性率分别为 10.6%和 36.5%。

(8)电子计算机体层扫描(CT)与磁共振成像(MRI)

CT 与 MRI 在子宫内膜癌诊断方面独具一定特点,但诊断准确率并不比 B 超高,而且费用均较昂贵,增加患者经济负担。一般而言,通过细胞学、B 超检查,而后行诊断性刮宫病理检查,绝大多数患者可得到明确诊断。

5. 子宫内膜癌需与哪些疾病相鉴别？

子宫内膜癌按上述步骤诊断，一般并不困难，但有时也可与其他疾病混淆，以至延误诊断。应与以下情况鉴别：

（1）绝经后出血　首先应警惕是否为恶性肿瘤。国外报道，随年代的进展，绝经后出血中恶性肿瘤的比例已大大下降。Knitis 等报道，20 世纪 40 年代绝经后阴道流血中恶性疾病占 60%～80%，70 年代降至 25%～40%，80 年代又降至 6%～7%。国内报道，60 年代恶性疾病占 76.2%，子宫内膜癌占恶性病 12.9%。80 年代末，恶性病症占 22.7%，而子宫内膜癌占恶性病例的 45.5%，宫颈癌占 43.6%。恶性疾病占 24.9%，居绝经后出血的第 2 位。从绝经年限看，绝经 5 年占 14%，绝经 5～15 年者占 68.3%。可见，在恶性肿瘤中随年代的进展，子宫内膜癌有上升的趋势。绝经后出血情况与癌变程度不一定成正比。出血量可能很少，出血次数也不多而癌变可能已经比较明显。所以，应仔细做妇科检查，查清阴道、宫颈、子宫体、附件有无异常情况存在。由于可能有两种以上病变同时存在，如存在老年性阴道炎，同时有子宫内膜癌，所以绝不能因已发现一种病变而忽视进一步检查。除细胞学检查外，分段诊刮是不可缺少的诊查步骤，因为诊断性刮宫术的子宫内膜癌确诊率高达 95%。国内报道，10 年 448 例绝经后子宫出血的诊刮子宫内膜，其中子宫内膜癌占 11.4%（51 例）。

（2）功能失调性子宫出血　更年期常发生月经紊乱，尤其子宫出血较频发者，不论子宫大小是否正常，必须首先做诊刮，明确性质后再进行治疗。子宫内膜癌可发生在生育期甚至生育早期妇女。山东省立医院曾治疗一子宫内膜癌患者，年仅 26 岁，月经过多 3 年，按功能失调性子宫出血治疗无效，最后诊刮证实为子宫内膜癌。所以，年轻妇女子宫不规则流血治疗 2～3 个月无效者，也应进行诊刮辨明情况。

（3）**子宫内膜不典型增生** 多见于生育年龄妇女。子宫内膜不典型增生重点在组织形态上，有时很难与分化良好的腺癌鉴别。通常子宫内膜不典型增生，病理上可表现为灶性，有压扁的正常上皮，细胞分化较好，或可见鳞状上皮化生，无坏死浸润等表现。而子宫内膜腺癌的癌细胞核大，染色质增多，深染，细胞分化不好，核分裂多，胞浆少，常常发生坏死及浸润现象。而与分化良好的早期内膜腺癌鉴别：①不典型增生者常常有完整的表面上皮，而腺癌则没有，故如见到较完整的或压扁的表面上皮可排除内膜腺癌。此外，子宫内膜腺癌常有坏死出血现象。②药物治疗反应不同，不典型增生者用药剂量偏小即奏效较慢，持续性长，一旦停药可能很快复发。③年轻者多考虑不典型增生，中老年者多考虑子宫内膜腺癌之可能。

（4）**子宫黏膜下肌瘤或内膜息肉** 多表现月经过多或经期延长，或出血同时伴有阴道排液或血性分泌物，临床表现与子宫内膜癌十分相似。但通过探宫腔、分段刮宫、子宫碘油造影，或宫腔镜检查可做出鉴别诊断。

（5）**子宫颈管癌** 与子宫内膜癌一样，同样表现不规则阴道流血及排液增多。如病理检查为鳞癌则考虑来源于宫颈。如为腺癌则鉴定其来源会有困难，如能找到黏液腺体，则原发于子宫颈管的可能性较大。日本 Okudaira 等指出，在浸润性宫颈腺癌组织中，癌胚抗原（CEA）的阳性表达率很高。因此，做 CEA 免疫组织染色，有助于宫颈腺癌与子宫内膜癌的鉴别。

（6）**原发性输卵管癌** 阴道排液、阴道流血和下腹痛，阴道涂片可能找到癌细胞而和子宫内膜癌相似。而输卵管癌子宫内膜活检阴性，宫旁可扪及肿物，有别于子宫内膜癌。如包块小而触诊不及者，可通过腹腔镜检查确诊。

（7）**老年性子宫内膜炎合并宫腔积脓** 常表现为阴道

排出脓性、血性或脓血性液,子宫多增大变软。通过 B 超检查而后扩张子宫颈组织,只见炎性浸润组织。子宫积脓常与宫颈管癌或子宫内膜癌并存,鉴别时必须注意。

(8)老年性阴道炎　主要表现为血性白带,需与子宫内膜癌相鉴别。前者见阴道壁充血或黏膜下散在出血点,后者见阴道壁正常,排液来自宫颈管内。老年妇女还须注意两种情况并存的可能。

6. 子宫内膜癌是如何转移和扩散的?

子宫内膜癌生长较缓慢,局限在内膜的时间较长,但也有极少数发展较快。转移途径主要为直接蔓延、淋巴转移,晚期有血行转移。

(1)直接蔓延　初起时癌灶沿子宫内膜蔓延生长,向上经宫角至输卵管,向下至宫颈管,并继续蔓延至阴道。也可经肌层浸润至子宫浆膜面而延至输卵管、卵巢。并可广泛移植在盆腔腹膜、直肠子宫陷凹及大网膜。

(2)淋巴转移　为子宫内膜癌的主要转移途径。当癌浸润至深肌层,或扩散到子宫颈管,或癌组织分化不良时,易发生淋巴转移。其转移途径与癌灶生长部位有关。宫底部的癌灶沿阔韧带上部的淋巴管网,经骨盆漏斗韧带至卵巢。向上至腹主动脉旁淋巴结。子宫角部癌灶沿圆韧带至腹股沟淋巴结。子宫下段及宫颈管的癌灶与宫颈癌的淋巴转移途径相同,可至宫旁、髂内、髂外、髂总淋巴结。子宫后壁癌灶可沿宫骶韧带扩散到直肠淋巴结。子宫内膜癌也可向子宫前方扩散到膀胱,通过逆行引流到阴道前壁。

(3)血行转移　较少见。晚期经血路转移至肺、肝、骨等组织。

7. 如何早期发现子宫内膜癌?

子宫内膜癌占女性生殖系统恶性肿瘤的 20%～30%,发病率逐年上升。遇到下述情况之一者,应立即做子宫内膜检查。

一是绝经期后出血或出现血性白带,在排除宫颈癌和阴道炎后,应高度警惕子宫内膜癌而施行刮宫术。

二是年过 40 岁有不规则阴道出血,虽经激素治疗仍不能止血,或一度止血后又复发者。

三是年龄较轻,但有长期子宫出血、不孕者。

四是阴道持续性排液者。

五是子宫内膜不典型增生、出血的患者。或阴道涂片屡次发现恶性细胞者。

子宫内膜癌发展较慢,转移也以直接侵犯为主,所以治疗效果比较好,手术治疗颇能奏效,有的要加用放射治疗。非早期(原位癌或重度不典型增生)和晚期病人,也可应用激素。但应注意,子宫内膜癌和雌激素的长期刺激有关,所以应用雌激素要小心。

8. 子宫内膜癌的治疗原则是什么?

(1)子宫内膜癌分期

Ⅰ期:癌局限于宫体。

Ⅰa:子宫腔长度≤8 厘米。

Ⅰb:子宫腔长度>8 厘米。

Ⅱ期:癌累及子宫颈。

Ⅲ期:癌播散于子宫体以外,盆腔内(阴道、宫旁组织可能受累,但未累及膀胱、直肠)。

Ⅳ期:癌累及膀胱或直肠,或有盆腔以外的播散。

(2)治疗方法选择 子宫内膜癌虽然易早期发现,手术治疗颇能奏效,但其是雌激素依赖性的恶性肿瘤,治疗时改变患者雌激素的水平对本病的预后有很重要的意义。

①对于完成手术治疗的Ⅰ期子宫内膜癌患者运用化疗结合辨证的中药,可改变患者的内环境,调节内分泌,降低雌激素水平,破坏了癌细胞生长的环境,从而可延长患者的生存期。

②对晚期(Ⅲ、Ⅳ期)病例以手术与放射治疗结合,或单用放射治疗。但此时患者往往症状明显、身体状态差,对手术、放疗难以承受,即使手术或放射治疗,也不能将体内的癌细胞彻底清除,因此配合中药抑瘤很有必要。一方面杀灭体内残存的癌细胞而对机体无损害;另一方面通过扶正固本,调节脏腑,平衡阴阳,不仅可改变患者的病理状态,同时又增强了患者自身的抗病能力,使患者重归健康。

总之,子宫内膜癌是采用以手术为主的综合治疗,而中药可用于各期子宫内膜癌的配合治疗。

早期患者一般做全子宫切除及双侧附件切除术。Ⅱ期应做广泛性全子宫切除术及双侧盆腔淋巴结清除术。对Ⅰa期患者腹水中找到癌细胞或深肌层有癌浸润,淋巴结转移可疑或阳性,手术后均应加用体外照射,用^{60}钴射线或直线加速器外照射。

9. 子宫内膜癌的西医治疗措施有哪些?

子宫内膜癌的西医治疗原则,应根据临床分期、癌细胞的分化程度、患者全身情况等因素综合考虑决定。因为子宫内膜癌绝大多数为腺癌,对放射治疗不敏感,故治以手术为主,其他尚有放疗、化疗及药物等综合治疗。

(1)手术治疗　单纯手术治疗效果优于单纯放疗,其5年治愈率,手术治疗比放疗高出20%。手术可明确病灶范围,正确进行临床分期,以正确决定手术范围。以往,按1982年FIGO分期,Ⅰ期者通常做筋膜外全子宫切除加附件切除术;Ⅱ期者则做广泛性子宫切除术加盆腔淋巴结清扫术。Ⅲ、Ⅳ期者,凡有手术可能则先手术,尽量切除病灶,缩小瘤体,术后辅以放疗或孕激素治疗。否则,宜先行孕激素治疗、放疗或化疗,待有手术指征时再手术。术后仍需辅以其他治疗。

1988年国际妇产科联合会(FIGO)的新临床分期,提示临床医师,对Ⅰ期癌中Ⅰa者,行传统的筋膜外全子宫切除加双侧附件切除术,阴道宜切2厘米,是适宜的手术范围。而对有肌层浸润者,有深肌层浸润者,扩大手术范围,按传统的Ⅱ期手术,施行广泛性子宫切除术加盆腔淋巴结清扫。探查主动脉旁有否肿大的淋巴结,有则行主动脉旁淋巴结活检,抑或常规主动脉旁淋巴结清扫术。对Ⅱ期及Ⅲ期也应按前述手术范围施行广泛性子宫切除术加盆腔或主动脉旁淋巴结清扫。Ⅳ期也要尽量行肿瘤减灭术。扩大子宫切除范围(至少为次全子宫切除)有助于减少术后复发率。

(2)放射治疗　　腺癌对放疗敏感度不高,单纯放疗效果不佳。但对老年患者或合并有严重内科疾患不能接受手术治疗或禁忌手术时,放疗仍不失为一种有一定疗效的治疗。放疗包括腔内及体外照射两种。腔内照射,目前多采用^{137}铯、^{60}钴等,镭已基本废弃。体外照射多用^{60}钴直线加速器等。据国内伍毓珍等报告,腔内放疗常用子宫填塞法,其术前填塞并发症低,为1%。体外放疗可按原发灶及浸润范围,个别具体对待,如宫旁或盆腔淋巴结转移灶,可按宫颈癌术前放疗。

(3)放疗加手术治疗　　放疗与手术合并治疗,是历年来争论很多而尚未完全解决的问题。有的学者认为术前加放疗能提高5年生存率,也有持否定意见者。术前加用放疗的好处是:①可使肿瘤的体积缩小,利于手术。②灭活癌细胞,减少手术后复发和远处转移的可能性。③减少感染的机会。故能提高手术治愈率。因此,如需放疗者,可考虑选用。对于癌已深浸肌层、细胞分化不良者,术前腔内放疗,术后还应加用体外照射。鉴于上述优点,对有放疗条件者,需术前放疗者仍以放疗加手术为宜。

对治疗后阴道转移、复发的防治问题尚有争论。大多数学者认为,放疗后再手术或手术后进行阴道放疗可降低阴道复发率。

（4）孕激素治疗　多用于手术或放疗后复发或转移的病例,也用于腺癌分化好、早期、年轻、需要保留生育功能的患者。孕激素药物作为综合治疗的一个组成部分,值得推荐。孕激素还可降低术后阴道复发率,故还可广泛地应用于手术后或放疗后的辅助治疗。

孕激素治疗子宫内膜癌的作用机制,目前认为是直接作用于肿瘤细胞,使其从恶性向正常子宫内膜转化,抑制癌细胞 DNA 和 RNA 的合成,减少分裂,从而抑制癌细胞的繁殖,最后肿瘤被增生或萎缩的内膜所代替。常用药物有：

①甲羟孕酮：又名安宫黄体酮。短效可供口服；长效用于注射,200～400 毫克,肌内注射,每周 2 次,用 3～6 个月,或用至 12 周后改维持量每日 200 毫克。口服较少应用,通常为开始 5～6 周,每日至少口服 300 毫克,以后每日 400 毫克,长期服用。

②甲地孕酮：商品名妇宁片,每日 40～160 毫克,口服 12 周后,改维持量 500 毫克,每周 2 次。

③己酸孕酮：每日 500 毫克,肌内注射,每日 1 次,12 周后改 500 毫克,每周 2 次,共 6 个月。

孕激素类药物治疗子宫内膜癌的客观疗效在 30％～35％,持续缓解以至痊愈约 90％。

孕激素类药物为非细胞毒性药物,安全性高,而毒性很小。常见的不良反应有轻度水钠潴留和消化道反应,其他可有高血压、痤疮、乳腺痛等,0.6％可有变态反应,但无 1 例死亡。对心、肝、肾功能有损害者宜慎用。

（5）抗雌激素药物治疗　他莫昔芬（三苯氧胺）为一种非甾体类抗雌激素药物,本身有轻微雄激素作用。它与雌二醇竞争雌激素受体（ER）,占据受体而起抗雌激素的作用。服本药后,肿瘤内孕激素受体(PR)上升,有利于孕激素治疗。通常用于晚期病例、术后复发或转移者。可单用(孕激素治疗无效),或与化疗药物合并应用。剂量每日 20 毫克,口服,数周后效果不显,可加倍应用。有报道,首次应用的负荷量为每日 80 毫克。不良反应有恶心、呕吐、皮疹、潮热、骨髓抑制、血小板减少、阴道流血、高血钙等。

(6)化疗 多用于晚期或复发转移患者。有条件进行癌组织 PR、ER 测定者,当受体阳性时首选孕激素治疗;当受体阴性时,则更多采用化疗。无条件测定受体时,癌细胞分化良好,应选用孕激素,分化不良选化疗。

单一药物化疗,如 5-FU 与 CTX 应用较多,疗效较肯定。联合药物化疗、多药联合化疗取代单一化疗是近代抗癌治疗的趋势。内膜癌联合化疗方案有:①ADR(37.5 毫克/平方米,每周总量 10～20 毫克)与 CTX(500 毫克/平方米)静脉注射,疗程间隔 21 天,客观有效率 62.5%(1977);②DDP(60 毫克/平方米,每周总量 10～20 毫克)、ADR(50 毫克/平方米)和 CTX(600 毫克/平方米),疗程间隔 28 天,客观有效率 57.1%(1980);③VCR(长春新碱 1.5 毫克/平方米,每周总量 10～20 毫克)、ADR(40 毫克/平方米)、CTX(500 毫克/平方米),加 5-FU(500 毫克/平方米)静脉注射 2 天,疗程间隔 21 天,客观有效率 50%(1980)。

联合化疗方案,更多倾向于和孕激素类药物同时应用。

10. 中医是如何辨证治疗子宫内膜癌的?

(1)肝郁型

症见:阴道不规则出血,色黯红,有血块,量多,带下赤白相间,质黏稠,气味腥臭,小腹胀痛,胸胁痞满,心烦口干,小便短赤,大便秘结,舌质绛,舌苔黄,脉弦数。

治法:舒肝散结,清热解毒。

方药:丹栀逍遥散加减。丹参 15 克,牡丹皮 15 克,栀子 10

克,柴胡 10 克,白芍 15 克,当归 10 克,车前子(包煎)15 克,茯苓 10 克,泽泻 10 克,三棱 10 克,莪术 10 克,半枝莲 15 克,龙胆草 15 克,仙鹤草 15 克,茜草 10 克,棕榈炭 10 克,草河车 10 克。水煎服,每日 1 剂。

（2）脾虚型

症见:阴道不规则出血,色淡质稀,带下赤白相间,黏腻,稀薄似淘米泔水,腥臭难闻,伴腰酸神疲,心悸气短,下腹坠痛,纳呆,多梦,大便溏,舌质淡红,舌苔白腻,脉沉细。

治法:健脾益气,利湿止带。

方药:完带汤加减。党参 20 克,苍术 10 克,白术 15 克,白芍 30 克,山药 15 克,菟丝子 15 克,陈皮 10 克,车前子(包煎)15 克,茯苓 10 克,泽泻 10 克,荆芥炭 10 克,血余炭 10 克,葛根 10 克,生龙骨 10 克,生牡蛎 10 克,白花蛇舌草 15 克。水煎服,每日 1 剂。

（3）肾虚型

症见:阴道不规则出血,量时少时多,色鲜红,质黏稠,带下清稀如注,腥臭,伴腰酸腹痛,头晕耳鸣,四肢不温,烦热盗汗,夜尿频,失眠多梦,大便稀薄,舌质红,少苔,脉沉细无力。

治法:滋肾益阴,清热止带。

方药:两地汤加减。生地黄 15 克,地骨皮 10 克,玄参 10 克,麦门冬 10 克,白芍 20 克,阿胶 10 克,山药 10 克,山茱萸 15 克,桑寄生 15 克,白术 10 克,海螵蛸 10 克,炒地榆 10 克,茯苓 12 克,金樱子 10 克,何首乌 10 克,女贞子 15 克,旱莲草 15 克。水煎服,每日 1 剂。

11. 治疗子宫内膜癌的中医传统方剂有哪些?

（1）知柏地黄汤(《症因脉治》)加减　生地黄、牡丹皮、山药、山茱萸、茯苓、薏苡仁、蒲公英、白毛藤各 15 克,知母、黄柏各 10 克,白花蛇舌草 30 克。水煎服,每日 1 剂。本方主治肝肾阴虚型子宫内膜癌。

(2)愈黄丹(经验方)　水蛭、蜂房、黄柏各10克,虻虫、乳香、没药、黄连、牡丹皮、龙胆草各6克。上药各研细粉取净粉,照方30剂混合后,用金银花100克煎汤,水泛为丸,雄黄10克为衣(忌高温烘烤),每服1.5克,每日服2次。本方主治湿毒瘀结型子宫内膜癌。

(3)二妙散(《丹溪心法》)合消瘰丸(《医学心悟》)化裁　苍术、黄柏、桃仁各10克,牡丹皮、夏枯草、地榆、天花粉、生黄芪、刺猬皮、生地黄各15克,郁金20克,牡蛎(先煎)、白花蛇舌草各30克。水煎服,每日1剂。主治湿毒瘀结型子宫内膜癌。

12. 治疗子宫内膜癌的单方验方有哪些?

(1)化湿解毒汤　薏苡仁、山药、丹参、莪术、槐花、山慈姑、旱莲草各15克,冬瓜仁、蒲公英、白花蛇舌草、半枝莲各30克,水蛭12克。加水500毫升,煎至100毫升饮服,每日1剂。每日1剂。

(2)宫颈1号煎　鱼腥草、牡蛎、白茅根各30克,丹参、党参各15克,当归、茜草、白术、赤芍、土茯苓各9克,白花蛇舌草60克,红枣5枚。每日1剂,水煎分2次口服。

(3)鲜藕柏叶汁　鲜藕250克,侧柏叶60克。将其捣汁,凉开水冲服。治疗血热证子宫内膜癌。

(4)白果冬瓜子汤　白果10个,冬瓜子30克,莲子肉15克,胡椒1.5克。水煎温服,每日1剂。治疗子宫内膜癌带下过多。

(5)鲫鱼炭　鲫鱼250克,血竭10克,乳香10克,黄酒适量。将鲫鱼去鱼肠,纳入血竭、乳香于鱼肚内,烧存性,研末。每晨服10克,黄酒调服(民间验方)。治疗子宫内膜癌血瘀症。

（6）十全大补方　党参 30 克，炙黄芪 30 克，肉桂 30 克，熟地黄 30 克，炒白术 30 克，炒川芎 30 克，当归 30 克，酒白芍 30 克，茯苓 30 克，炙甘草 30 克，猪肉 1000 克，猪肚 1000 克，鲜墨鱼 150 克，生姜 100 克，杂骨适量。将药物装入纱布袋内扎口，与食物（猪肉、墨鱼、杂骨打碎）一起放入锅内，加清水适量，武火加热至沸，撇净浮沫，移文火炖约 2 小时，喝汤吃肉。治疗年老体弱、阴虚偏盛子宫内膜癌。

（7）山豆坎脐散　山豆根、坎气、贯众、黄柏各 5 克，白花蛇舌草 60 克。制成浸膏，干燥研粉，每日服 3 次，每次 10 克。或每日 1 剂，水煎，分 2 次服。共治子宫内膜癌 26 例，近期治愈 5 例，显著好转 13 例，好转 6 例，无效 2 例，总有效率为 92.3%（《安徽单验方选集》）。

（8）山药糖　淮山药 120 克，白糖或红糖适量。煮熟食，每晨服食。治疗子宫内膜癌带下清稀。

（9）延年益寿丹　炙黄芪 15 克，焙水牛角粉 9 克，炙海螵蛸 9 克，炒茜草根 4.5 克，紫河车 6 克，黄鱼鳔 6 克，酥龟版 12 克，炒阿胶 6 克，鹿角霜 3 克，血余炭 3 克，生牡蛎 12 克，炙桑螵蛸 12 克，猪脊髓不拘多少，蜂蜜适量。将桑螵蛸以上各味共研细末，加猪脊髓炖化，合药炼蜜为丸，如梧桐子大，每次用墨鱼汤或淡菜汤空腹送下 9 克，15 日为 1 个疗程。治疗子宫内膜癌年老体虚阳虚。

（10）椿甲丸　蛇床子 60 克，蜂房 30 克，鳖甲 60 克，龟版 60 克，生牡蛎 60 克，椿根白皮 30 克，仙鹤草 60 克，炒小茴香 30 克，蛇蜕 30 克，全蝎 30 克。共研为细末，水泛为丸，如绿豆大小，每次服 6～9 克，每日 3 次，黄芪煎水或温开水送下（《癌瘤中医防治研究》）。治疗各种子宫癌的初起出血。

（11）三蛭丸　鸡内金、水蛭、三七、蟅虫、白矾、三棱、莪术、高丽参、炒干漆、蛇床子各等份。共研细末,水泛为丸,如绿豆大小,每服3～6克,每日服3次。黄芪煎水或温开水送服(《癌瘤中医防治研究》)。治疗各种子宫癌的晚期。

13. 治疗子宫内膜癌的偏方有哪些?

偏方1:抗癌1号。马钱子、三七粉、水蛭各60克,全蝎、蜈蚣各30克,马齿苋、海藻各90克。先取石门、关元、中极穴,用2寸长圆利针,将针部裹上脱脂棉花,蘸麻子油点燃以烧红为度,速脱掉针上火棉,对准穴位,快速垂直刺入,留针20分钟,拔针后将针孔消毒,每次1针,每周1次,以肿物消除为宜。并服抗癌1号(马钱子另用油炸后去皮和诸药共研细末)每次1克,每日3次,口服。一般服1年,少数服2年,服药期间忌用甘草。如患感冒高热,恶心呕吐者,宜停服,待症状恢复后可连续服用。若有肝硬化者,则禁用本品。

偏方2:蜈蚣3条,全蝎6克,昆布、海藻、当归、续断、半枝莲、白花蛇舌草各24克,白芍、香附、茯苓各15克,柴胡9克。脾湿带下甚者,加山药、萆薢各24克;中气下陷者,加黄芪15克,升麻、白术各10克;肝肾阳虚者,加生地黄、玄参各12克;腹胀痛甚者,加沉香6克,延胡索15克。每日1剂,水煎服,佐服云南白药3克。用上药治疗子宫内膜癌13例,存活20、13、8、2、0.5年各1、3、4、3、2例。

偏方3:炙黄芪、仙鹤草各50克,当归、白及、炒蒲黄各20克,白花蛇舌草、茜草根各30克,蒲公英、炒栀子、生地黄炭、藕节各15克,三七粉(冲服)、甘草各10克。肝郁气滞型者,加柴胡、郁金、当归、川楝子、白芍各30克,青皮、黄芩各20克;湿热瘀毒型者,加土茯苓、败酱草、蒲公英、半枝莲各30克,瞿麦、生薏苡仁、厚朴各20克,鸡内金、赤芍、大黄各10克。

偏方 4：四核清宫丸。含山楂核、荔枝核、橘核、桃核各 30克。肝郁气滞型者，加柴胡、郁金、当归、川楝子、白芍各 30 克，青皮、黄芩各 20 克；湿热瘀毒型者，加土茯苓、败酱草、蒲公英、半枝莲各 30 克，瞿麦、生薏苡仁、厚朴各 20 克，鸡内金、赤芍、大黄各 10 克。

偏方 5：党参 30 克，白术 10 克，山药、地榆炭、陈棕炭、茜草、侧柏炭各 15 克，丹参 12 克，半枝莲、瓦楞子各 30 克，甘草 6 克。水煎服，每日 1 剂。

14. 子宫内膜癌的食疗方有哪些？

（1）马齿苋粥　马齿苋 30 克，白米 50 克。常法煮粥。治疗子宫内膜癌带下不止。

（2）冬瓜子饮　冬瓜子 30 克捣烂，入冰糖 30 克，放碗中，冲入沸水 300 毫升，文火隔水炖熟。每日 1 剂，7 日为 1 个疗程。主治湿毒型子宫内膜癌。

（3）三七藕蛋羹　三七粉 5 克，鸡蛋 1 个调成糊；鲜莲藕250 克切碎，绞汁（约 30 毫升），加水 30 毫升，煮沸后入三七粉蛋糊，加盐适量。每日食用 1 次。主治瘀热型子宫内膜癌。

（4）白果冬瓜子汤　白果 10 个，冬瓜子 30 克，莲子肉 15克，胡椒 1.5 克同入锅，加水 2 000 毫升，武火煮沸后改文火炖至白果、莲子熟烂。每日 1 剂，分 2～3 次服。功能健脾利湿，止带。主治子宫内膜癌，症见带下不止。

（5）羊泉红枣汤　蜀羊泉 30 克，红枣 10 个加水煎服。每日 1 剂。功能清热解毒。主治热毒型子宫内膜癌。

（6）豆腐蛋　豆腐锅巴 60 克，豆腐皮 1 张，鸡蛋 1 个，加水煮熟，入白糖适量食。功能清热利湿。主治子宫内膜癌，症见带下不止。

（7）阿胶杞子粥　枸杞子 20 克,粳米 60 克,加水 500 毫升煮粥,熟后入阿胶 20 克使其溶化,再煮 2～3 分钟即成。每日 1 剂,15 日为 1 个疗程。可长期服食。主治子宫内膜癌术后贫血。

（8）苦瓜茶　鲜苦瓜 1 个上端切开,去瓤,入绿茶适量,瓜悬于通风处阴干。然后将阴干的苦瓜外部洗净、擦干,连同茶叶切碎,混匀。每次 10 克,沸水冲泡,代茶饮。功能清热解毒,解暑,生津止渴。主治宫颈癌、子宫内膜癌,症见口干、口渴。

（8）艾叶蛋　艾叶 250 克,鸡蛋 2 个,清水适量。用瓦缸(忌用铁器)文火煮艾叶及鸡蛋,鸡蛋煮熟后,捞出去壳后再煮 10 分钟即可食用。功效:温经止血,散寒止痛。

（9）陈香牛肉　陈皮 30 克,香附子 15 克,牛肉 500 克,葱、姜、盐各适量。将陈皮与香附子加水 2 000 毫升煎 30 分钟去渣,放入牛肉加葱、姜、盐等调料,文火炖至酥烂,凉透切片食之。功效:疏肝理气,健脾益气。方中陈皮有理气健脾之功,香附子以疏理肝气,以此 2 药汤煮牛肉,既可佐餐,健脾补益气血,更主要的可起到疏肝理气之功效。

15. 子宫内膜癌患者饮食上应注意哪些问题?

（1）补充营养　对于没有消化系统功能障碍的癌症病人可以采用普通膳食。癌症病人的普通膳食应该是营养丰富,清香可口,易于消化的食物,其中含有较多的动物性蛋白和维生素,而且不甚油腻,较少油炸食品。

普通膳食是多数早、中期癌症患者的常用膳食,要注意食品的烹调方式和合理搭配,使食物花样多,营养丰富,易于消化,并要注意病人的口味及反应。对于接受临床治疗前、后的病人,良好的普通膳食是改善病人机体营养状况,提高治疗效果,促进康复的重要措施之一。

（2）**蔬菜应切碎煮烂**　不应食用凉拌菜或粗纤维较多的蔬菜。食用水果应去皮。

（3）**膳食应软**　适用于：①放疗、化疗后消化功能较弱的癌症病人。②胃肠道肿瘤术后痊愈的病人。③口腔疾患。

软膳主食应以馒头、面包、包子、饺子等面食为主,选用鸡胸脯、里脊等较嫩的肉做菜,鱼肉、虾肉、肝泥等都可食用,可以用肉末做成松软的丸子或肉饼。蛋类除油炸以外的各种烹调方法均可。

（4）**子宫内膜癌患者的饮食宜忌**

①宜食。高蛋白、低脂肪、高维生素食品,如豆制品、鲜鱼、瘦肉、藕节、芹菜、黑木耳、山药、山楂,大便不通宜食香蕉、蜂蜜、苹果、丝瓜、冬瓜、番茄、雪梨、萝卜等,

②忌食。辣椒、咖啡、高脂肪及煎炸食品。

16. 子宫内膜癌如何预防?

预防子宫内膜癌应注意以下几点:

（1）养成健康的饮食习惯

①不吃过热、过硬、烧焦或太咸食物,不喝过烫的水。因为它能刺激胃黏膜上皮细胞,破坏黏膜屏障的保护作用,给癌变以可乘之机。

②禁烟限酒,尤其不要同时吸烟与喝酒,否则会大大增加致癌的机会。

③多吃新鲜蔬菜,吃饭不要过饱,控制肉类食物,身体不要过胖,这样可减少癌症的发病率。

④不要经常吃有可能致癌的药物,如激素类药物、大剂量的维生素等。这些药物可降低人的免疫功能,给癌症发病制造机会。

（2）定期做妇科检查

①有子宫糜烂的妇女,定期检查并及时治疗,防止癌变。

②早期确诊。对阴道流血患者,不要盲目应用内分泌药物止血,特别是对更年期子宫出血者,首先要明确诊断,临床上可做诊断性刮宫以了解子宫内膜状况。

③对子宫内膜不典型增生患者及危险人群,应密切随诊,积极治疗,常规做宫颈、阴道的细胞学检查,尽早发现肿瘤细胞,定期复查子宫内膜以了解内膜状况,经保守治疗无效者可手术切除子宫。

(3)合理应用激素　更年期病人要严格按照医嘱服用雌激素,尽量减轻对子宫内膜的刺激,或配合孕激素以软化子宫内膜。避免长期雌激素的过度刺激,使子宫内膜过度增长发生癌变。

(4)加强宣传,提高认识　加强医学知识的普及宣传,提高对子宫内膜癌的认识与诊断能力,做到早发现、早诊断、早治疗。

(5)保持精神愉快,重视心理预防　临床研究发现,严重的精神创伤、错综复杂的心理矛盾、长期的精神压抑、长期怀有不满情绪和不安全感的人最易患癌。专家们指出,心理矛盾、心理冲突可引起机体的紧张状态,进而引起自主神经功能和内分泌功能的失调,使机体免疫功能受到抑制,抗体产生减少,同时阻碍淋巴细胞对癌细胞的识别和消除,使癌细胞突破人体防线而呈现无限制的增生。

不良的心理因素和心理素质与癌症的发生确有密切的内在联系,而且也是癌症患者不良疗效的重要因素。据大量临床观察发现,凡精神乐观、战胜癌症信心强、家庭及社会给予温暖多的患者生存时间长,而且生存质量高。

中医学认为,心理疗法是治本的一个重要方面,强调治人重于治病,治心重于治疾。现代医疗界已经掌握了相当成熟而丰富的治癌理论,中西医结合、全方位综合治疗方法已经使越来越多的人告别癌症。现代医疗科技已经告诉我们,癌症不等于死亡。尽管人类在同癌魔抗争的过程中,创造了极为丰富、有效的医疗技术与各类药物,但任何医疗技术与药物都无法代替精神在治癌过程中的巨大作用。健康的心态是健康体魄的根本保证,乐观的精神是最好的防癌治癌良药。

（6）其他

①包皮过长的男性要及时切除,以防给性伴侣造成子宫内膜癌。

②手术治疗中应注意防止癌细胞扩散或直接种植,以致未能治愈,促使复发。

金盾版图书,科学实用,
通俗易懂,物美价廉,欢迎选购

临床烧伤外科学	99.00 元	临床药物手册(修订版·	
新编诊疗常规(修订版·		精装)	58.00 元
精装)	88.00 元	新编常用药物手册	
乡村医生手册(修订版·		(第三版·平装)	32.00 元
精装)	48.00 元	新编简明药物手册	21.00 元
乡村医生手册(修订版·		常用进口药物手册	21.00 元
平装)	41.00 元	药物治疗处方手册(精装)	35.00 元
新编心血管内科诊疗		护士手册(精装)	28.00 元
手册(精装)	36.00 元	常见病前兆早知道	32.50 元
性病防治图解手册	13.50 元	癌的早期信号防治与逆转	11.00 元
新编常用药物手册		疲劳综合征预防 50 招	8.00 元
(第三版·精装)	37.00 元	内科常见病食物药物	
中华名医方剂大全(精装)	59.50 元	相宜相克	13.00 元
临床实用中药辞典(精装)	88.00 元	冠心病高血压脑血管	
新编实习医师手册(精装)	59.00 元	病科学用药问答	13.00 元
新编心血管疾病鉴别		心肌梗死防治 470 问	
诊断学(精装)	79.00 元	(修订版)	22.00 元
乡村医生急症救治手		肝炎的诊断及防治	17.00 元
册(精装)	38.00 元	农民小伤小病自我防治	
常见眼病诊断图谱(精装)	58.00 元	手册	8.00 元
临床皮肤病性病彩色		高血压防治(修订版)	9.50 元
图谱(精装)	130.00 元	高血压病早防早治	7.50 元
急诊抢救手册(修订版·		高血压中西医防治	13.00 元
精装)	27.00 元	高血压病自然疗法	9.00 元
内科急诊救治速查手册	7.00 元	高血压病患者饮食调养	4.50 元
消化系统疾病诊断及		血压异常的危害及其防治	9.50 元
治疗(精装)	39.00 元	冠心病用药方法及不良	
新编妇产科临床手册(精装)	32.00 元	反应处理	15.00 元

肾脏疾病的三联疗法	12.00 元	呼吸系统常见病防治	
肾脏疾病诊疗手册	15.00 元	320 问	7.50 元
肾脏疾病饮食调养		呼吸系统疾病中西医防治	8.00 元
（另有 VCD）	5.50 元	结核病用药不良反应及	
肝炎预防 50 法	12.50 元	处理	5.00 元
实用肝病中西医防治	15.50 元	肺结核防治(修订版)	4.80 元
肝炎防治 400 问(第二版)	11.50 元	肺结核自我防治	9.00 元
乙型蚂蚁疗法	12.00 元	肺癌防治(修订版)	10.00 元
乙型肝炎防治	5.50 元	支气管炎防治 150 问	6.00 元
专家谈乙肝阳转阴	35.00 元	慢性支气管炎自我防治	5.00 元
得了乙肝怎么办——一位		感冒患者饮食调养	5.50 元
乙肝病人的康复之路	16.00 元	实用哮喘病防治	4.50 元
乙型肝炎自然疗法	12.00 元	哮喘饮食调养	6.00 元
乙型肝炎防治 30 法	9.50 元	咳嗽防治	7.50 元
乙型肝炎病毒携带者必读	5.50 元	消化系统常见病防治	
实用肝病自然疗法	4.50 元	260 问	7.00 元
解酒醒酒与护肝养胃	12.00 元	胃炎消化性溃疡诊治	
怎样使脂肪肝逆转	21.00 元	评点	12.00 元
脂肪肝防治	6.50 元	胃肠疾病自我防治	9.50 元
脂肪肝早防早治	5.50 元	胃溃疡防治 200 问	6.50 元
肝胆常见病防治 240 问	5.50 元	溃疡病自我防治	5.50 元
肝癌防治 270 问	6.00 元	慢性胃炎自我防治	5.00 元
肝病饮食调养 150 问		慢性胃炎治疗 60 法	6.00 元
（另有 VCD）	6.00 元	萎缩性胃炎防治	4.00 元
胆石症防治 240 问	6.00 元	十二指肠溃疡防治 200 问	6.50 元
人体结石病防治	9.00 元	腹泻患者饮食调养	5.00 元

　　以上图书由全国各地新华书店经销。凡向本社邮购图书或音像制品，可通过邮局汇款，在汇单"附言"栏填写所购书目，邮购图书均可享受 9 折优惠。购书 30 元（按打折后实款计算）以上的免收邮挂费，购书不足 30 元的按邮局资费标准收取 3 元挂号费，邮寄费由我社承担。邮购地址：北京市丰台区晓月中路 29 号，邮政编码：100072，联系人：金友，电话：(010) 83210681、83210682、83219215、83219217(传真)。